КНИГА, КОТОРАЯ ЛЕЧИТ

Сергей Сергеевич
КОНОВАЛОВ

ЗАОЧНОЕ ЛЕЧЕНИЕ

Для тех, кто на ПУТИ к ПОЗНАНИЮ и ЗДОРОВЬЮ

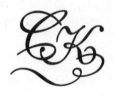

«АСТ»
Москва

УДК 515.874
ББК 53.31
К64

Авторство С. С. Коновалова, право на имя и неприкосновенность настоящего произведения охраняются законом.

С. С. Коновалову принадлежит исключительное право использовать произведение в любой форме и любым не противоречащим закону способом (исключительное право на произведение).

Запрещено использование произведения не уполномоченными С. С. Коноваловым лицами, независимо от того, совершаются ли соответствующие действия в целях извлечения прибыли или без такой цели, в том числе (но не исключительно) воспроизведение, распространение либо иное введение в гражданский оборот, копирование, прокат, публичное исполнение, сообщение в эфир, перевод или иная переработка, доведение до всеобщего сведения. Произведение не может быть частью составного или производного произведения в любых целях.

Использование произведения в информационных, научных, учебных или культурных целях возможно в объеме, оправданном целью использования, и исключительно в порядке, предусмотренном действующим Законодательством Российской Федерации с обязательным указанием имени автора (С. С. Коновалова) и источника заимствования.

Коновалов, С. С.

К64 Заочное лечение. Для тех, кто на Пути к Познанию и Здоровью / С. С. Коновалов. — М.: АСТ, 2013. — 252,[3] с. — (Книга, которая лечит).

ISBN 978-5-17-079038-8

Перед вами книга, которая станет настоящим открытием для тех, кто еще не знаком с работами Доктора Коновалова. Потому что оздоровительный эффект от простых и наглядных упражнений из этой книги, как правило, превосходит все ожидания. В книге также дана краткая информация о Вселенной, человеке, как ее неотъемлемой части, о здоровье и причинах болезни. Уникальные знания, которые официальная наука только начинает признавать под давлением недавних открытий в физике, астрономии, уникальных медицинских экспериментов...

Это издание будет полезно и тем, кто не расстается с книгами Доктора. Потому что здесь — квинтэссенция, краткий и точный конспект информационно-энергетического учения, который многие делают самостоятельно, чтобы всегда иметь под рукой всю самую важную информацию о заочном лечении. Формат книги, подача материала — все устроено так, что с книгой удобно работать всюду: в поездке, на даче, в отпуске.

Автор выражает благодарность модели Анастасии Свитиной, фотографии которой помещены в книге

Макет подготовлен редакцией ИЗДАТЕЛЬСТВО ПРАЙМ ЕВРОЗНАК   www.p-evro.spb.ru

ISBN 978-5-17-079038-8

© Коновалов С. С., 2013
© ООО «Издательство АСТ», 2013

СОДЕРЖАНИЕ

От издательства 9

БОЖЕСТВЕННАЯ ВСЕЛЕННАЯ. КРАТКИЙ ЭКСКУРС

Единство и гармония Мироздания 16
Что же это такое —
Божественная Вселенная? 17
Неразрывная связь Физической
и Божественной Вселенной 18

ЭНЕРГИЯ СОТВОРЕНИЯ 20

ЧЕЛОВЕК С ТОЧКИ ЗРЕНИЯ ИНФОРМАЦИОННО-ЭНЕРГЕТИЧЕСКОГО УЧЕНИЯ

СИСТЕМА ТОНКОГО ТЕЛА ЧЕЛОВЕКА 24
Строение системы Тонкого тела 25

Энергия системы Тонкого тела. 26
    Направление движения энергии в системе
    Тонкого тела 27
    Божественный основной канал 28
    Связь энергетического потенциала системы
    Тонкого тела и состояния здоровья человека . . . 29
    Чаши Божественного канала 31

ТЕЛА, ОПРЕДЕЛЯЮЩИЕ УНИКАЛЬНОСТЬ ЧЕЛОВЕКА 32

Астральное тело 32

Тоническое тело 32

Мутабельное тело 33

Отражающий слой системы Тонкого тела . . 34

Тела стабильности 35

ЦИКЛ ЖИЗНИ ЧЕЛОВЕКА С ТОЧКИ ЗРЕНИЯ ИНФОРМАЦИОННО-ЭНЕРГЕТИЧЕСКОГО УЧЕНИЯ. 36

Формирование кокона 36

Ангел 37

Душа 38

Завершение пребывания на Земле 38

ПРИЧИНЫ ВОЗНИКНОВЕНИЯ БОЛЕЗНИ . . 39

Плотное тело человека. 39

Взаимодействие Плотного тела
и Энергии Сотворения 41

Одна из причин возникновения хронических болезней 42

Нарушение энергетического дыхания клетки 45

ЛЕЧЕНИЕ. ОБЩИЕ СВЕДЕНИЯ

С чего начинается информационно-энергетическое лечение 47

ЗАОЧНОЕ ЛЕЧЕНИЕ 48

Как и когда появился такой вид лечения, как заочный сеанс 48

Почему возможно заочное лечение 49

Противопоказания к проведению заочного лечения 50

Что происходит во время заочного сеанса? 51

Начало заочного лечения 52

Что такое истинное исцеление? 54

ЗНАКИ ПРИЗЫВА ЭНЕРГИИ
И ИНФОРМАЦИОННО-НАСЫЩЕННАЯ ВОДА . . . 55

Информационно-энергетический буклет . . . 55

Книга 57

Информационно-насыщенная вода........ 58

    Как готовить водичку..................... 60

    Как применять водичку................... 60

ПРАКТИКА ЗАОЧНОГО ЛЕЧЕНИЯ

Ничего особенного
сторонний наблюдатель не увидит......... 62

Важно!................................... 63

ВХОД В ЗАОЧНЫЙ СЕАНС 63

Предварительная подготовка
к заочному сеансу........................ 63

Обратите внимание!...................... 64

Создайте условия
для заочного сеанса...................... 65

Главное желание 66

ПРИЗЫВ ЭНЕРГИИ 69

Используйте Знак Призыва Энергии 69

    Книга................................. 69

    Буклет................................ 69

    Как призывать Энергию................. 69

«ВХОД» В ЗАЛ 70

Обращение к Господу 71

ВАРИАНТЫ РАЗВИТИЯ СЕАНСА 72

ОСНОВНОЙ ЗАОЧНЫЙ СЕАНС 74

    Начало основного заочного сеанса 75

    В ходе сеанса. 75

    Завершение основного заочного сеанса ... 77

    Варианты основных заочных сеансов 80

    Программы заочных сеансов 82

ВЫХОД ИЗ ЗАОЧНОГО СЕАНСА 84

ЭНЕРГЕТИЧЕСКИЕ УПРАЖНЕНИЯ

ГЛАВНЫЙ КОМПЛЕКС УПРАЖНЕНИЙ 91

    Восстановление энергетических
артерий и каналов. 92

    Восстановление формы
и размеров Тонкого тела 140

    Завершение цикла упражнений 152

**ДОПОЛНИТЕЛЬНЫЙ КОМПЛЕКС
УПРАЖНЕНИЙ** 155

    Восстановление сердечно-сосудистой
системы 156

Восстановление центральной
и периферической нервной системы
и сенсорных систем 164

  Орган зрения 164
  Орган слуха........................... 172
  Нервная система 178

Восстановление защитных сил организма
(лечение хронических воспалительных,
инфекционно-аллергических,
аутоиммунных заболеваний) 184

ПРИЛОЖЕНИЕ 1.
Беседы с залом. Фрагменты............... 204

ПРИЛОЖЕНИЕ 2.
Опыт пациентов......................... 228

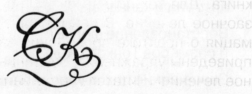

От издательства

Заочное лечение по книгам Доктора С. С. Коновалова проходят сотни тысяч людей по всему миру. Главные книги заочных пациентов: «Заочное лечение» и «Заочное лечение. Книга 2». Они включают в себя основной массив знаний об Информационно-энергетическом Учении, возможностях и процедурах заочного лечения.

Но как быть тем пациентам, кто едет в гости, в командировку, на дачу, на отдых? Возить с собой объемные тома затруднительно... А без книг многим сложно продолжать лечение. Поэтому люди пишут для себя конспекты, заметки, «шпаргалки», в которых фиксируют основные упражнения заочного лечения, правильный порядок их выполнения, главные положения Информационно-энергетического Учения...

Именно для таких людей и создана данная книга. Для тех, кто «в пути», но кто продолжает заочное лечение. В ней собрана краткая информация о практике проведения заочного лечения, приведены упражнения, описанные в книге «Заочное лечение». Читатель также найдет в книге «сжатую теорию»: информацию о Вселенной и человеке с точки зрения Информационно-энергетического Учения, фрагменты бесед Доктора с залом, выдержки из писем — всего того, что необходимо для настроя на лечение и его эффективного проведения.

«...Мои книги я адресую всем людям нашей Планеты, нашей цивилизации, находящимся в постоянном поиске новых, необычных для себя знаний. Они предназначены для тех, кто хочет постичь великий и бесконечный Мир Вселенной и Человека, кто желает осознать, что такое жизнь и в чем заключается ее смысл.

Мои книги написаны для тех, кто хочет жить, любить и быть счастливым. Они будут интересны людям, желающим знать, как живут люди — их современники, как решают свои жизненные проблемы и как им удается справиться со многими жизненными невзгодами. И конечно же, мои книги написаны для тех, кто, оставшись в силу различных причин и обстоятельств один на один с болезнью, не сдался и не отступил, кто, несмотря на осознание безуспешности длительной борьбы с ней, находит в себе силы искать новые пути ее преодоления.

Мои книги... Это КНИГИ, КОТОРЫЕ ЛЕЧАТ! Но принцип и механизм их действия в корне отличается от действия лекарственных препаратов или многочисленных процедур традиционной медицины. С осознания этого и начинается лечение. Да, да! С осознания этого. И тот человек, который сразу это почувствовал, еще даже не открыв книгу, уже начал свой первый заочный сеанс, свой Путь восстановления себя...»[1]

---

[1] С. С. Коновалов. Заочное лечение.

«Современная традиционная медицина на основе новейших химических, биохимических, физических приборно-инструментальных технологий достаточно глубоко и искусно проникла в глубину болезни, но не смогла в целом ряде случаев дойти до истинных причин, воздействуя на которые можно добиться полного излечения. Это бессилие получило в научной медицине официальное закрепление в виде существования института так называемых хронических, то есть вечных, болезней, в лечении которых можно рассчитывать только на поддержание страдающего больного организма и временное облегчение болей.

Сущность современного хронического тупика традиционной научной медицины лежит в ограниченности ее взгляда на человека в основном как на физическое тело.

В этих условиях преодоление хронической болезни возможно лишь в случае обращения к принципиально новому источнику информации о ее зарождении, развитии, связанному с рядом новейших идей о существовании особых энергий, как образующихся на уровне клетки, так и получаемых организмом из окружающего пространства — Космоса».[1]

---

[1] С. С. Коновалов. Основы биоэнергетической теории и практики в целительном искусстве. Краткий ознакомительный очерк. 1993.

«Живой организм — это совокупность триллионов клеток, тканей, органов и физиологических систем, функционирующих в строго заданном ритме.

Живой организм — это единая энергетическая система, включающая в себя энергетический потенциал каждой клетки, это сотни тысяч, миллионы энергетических каналов, проходящих как по физическому, так и по эфирному телу.

Живой организм — это энергетическое тело, эфирное тело — биологическое поле.

Здоровый биологический ритм работы клеток, систем, органов и всего организма в целом — это не чисто механическое колебание, это очень тонкая пульсация на уровне генов ядра клетки, синхронная с пока еще не видимой и не измеренной пульсацией Космоса»[1]

---

[1] С. С. Коновалов. Основы биоэнергетической теории и практики в целительном искусстве. Краткий ознакомительный очерк. 1993.

БОЖЕСТВЕННАЯ ВСЕЛЕННАЯ. КРАТКИЙ ЭКСКУРС

Единство и гармония Мироздания

Прежде всего надо понимать, что **мир един, что это единый огромный организм, в котором все происходящие процессы взаимосвязаны настолько, что самый маленький, мизерный и вроде бы совершенно незначительный, «случайный» шаг может привести и, как правило, приводит к развитию целой цепочки огромных и важных событий.**

Связь существует даже между светом звезд далекой галактики и твоими сегодняшними поступками.

Астрофизики говорят, что Физическая Вселенная находится в стадии бесконечного расширения, и в связи с этим вещество Вселенной на ее первичной волне расширения имеет менее высокую концентрацию, чем в центре. Но где центр? Где центр Вселенной?

Мне думается, особенностью Вселенной является то, что по составу образующего ее первичного вещества, его концентрации и информационной способности центр ее находится в любой точке. (Я говорю не о центре Галактики или Звездной системы, Солнечной системы.)

Итак, две противоречащие друг другу фразы. Но так ли они противоречивы? Вовсе нет.

Просто первая отражает развитие *Физической* Вселенной после Большого Взрыва, а вторая говорит о состоянии первичного вещества Вселенной и до взрыва, и в последующем цикле после него.

Поясняю: существует *Божественная* и *Физическая* Вселенная! Вы не раз слышали и не раз говорили об этом сами, осознанно или неосознанно упоминая о Потустороннем Мире.

Что же это такое — Божественная Вселенная?

Мир, пребывающий всегда и везде. Мир, в котором нет времени, а это значит, нет прошлого, настоящего и будущего. **Мир Вечности**.

Высшим Миром этой Вселенной является **Абсолют — Бог!**

Некоторые исследователи называют этот Мир Высшим Разумом Вселенной!

Я не хочу вносить человеческую логику в Мир Бога.

Я этого не делал и не делаю сейчас, потому что несмотря на активный, говоря привычным языком, «контакт» с НИМ, все же могу констатировать одно: на какой бы стадии развития ни находилась цивилизация, все равно она имеет очень малое представление не только о низшем Эшелоне Божественной Вселенной, но и о самой Физической Вселенной.

Попытки объяснить Абсолют очень заманчивы; пускаясь в подобные объяснения или принимая их, мы только обманываем себя.[1]

Неразрывная связь Физической и Божественной Вселенной

Сегодня для меня совершенно очевидно, что все, абсолютно все процессы, происходящие в Физической Вселенной, имеют свое разумное начало в системе Божественной Вселенной.

То есть в Божественной Вселенной существует Замысел, который целенаправленно реализуется в Физической Вселенной.

«Вначале было Слово, и Слово было у Бога, и Слово было Бог», — так говорится об этом в Святом Благовествовании от Иоанна.

Божественная Вселенная неоднородна. Она имеет свое сложное иерархическое строение. Я не буду раскрывать его в данной книге, а расскажу лишь о той части Божественной Вселенной, которая граничит с нашим Физическим Миром. Вот уже много лет я называю ее **Миром Жизненного Духа**.

Мир Жизненного Духа — это и есть та бесконечная «пустота», как называют ее астро-, космо-

---

[1] Подробнее о Физической и Божественной Вселенной и Энергии Сотворения см. в книгах «Творение мира» том 1, «Путь к здоровью», «Человек и Вселенная» — *прим. ред.*

физики, в которой зародилась и существует Физическая Вселенная.

Бог — Божественная Вселенная — через этот свой Эшелон воплощает своей Замысел в Физическом Мире.

Воплощение Замысла Господа в своем развитии проходит через всю многоэшелонную иерархическую структуру Божественной Вселенной и уже в низшем Эшелоне, формирующемся *«Мыслью и Желанием» Бога*, осуществляется формирование Физического Мира во всем его разнообразии.

Замечу, что не следует понимать или пытаться сопоставить **Мысль** и **Желание Бога** с мыслью и желанием человека. Ибо Замысел Божественной Вселенной воплощается через многоэшелонное построение, проходя при своем движении к низшему Эшелону в том числе через Мир Желаний и Мир Мысли Божественной Вселенной.

Но не следует воспринимать низший Эшелон Божественной Вселенной в буквальном смысле — как низший по высоте, по развитию, по значимости. Он последний, наиболее близкий, пограничный с Физическим реальным Миром. В его Полях, в его Мирах сосредоточен и готов к реализации Замысел, то есть Программа эволюции и развития Физической Вселенной.

Основным реализующим потоком, стержнем **Мира Жизненного Духа** является **Энергия Сотворения**.

Энергия Сотворения

Энергия Сотворения — это не просто какой-то особый вид энергии, похожий на магнитную, ионизирующую, электрическую и другие виды известных нам энергий и излучений.

Такие виды энергии, излучения я называю жесткими, возникающими в результате физических процессов в Физическом Мире.

Энергия Сотворения является частью **Божественной Вселенной**, и она не может быть ни воспроизведена, ни зафиксирована никакими приборами, и ее, к счастью, невозможно выразить сейчас никакими формулами.

Энергия Сотворения — это прежде всего информационные поля различной степени сложности и различных задач и это **Живая Энергия Вселенной**, в составе которой весь живой мир, в частности нашей Планеты.

Энергия Сотворения создает условия для возникновения жизни и саму жизнь, она поддерживает жизнь, она воплощает Программу Эволюции жизни, она контролирует все процессы во Вселенной. По степени влияния на биологическое вещество она, естественно, не имеет себе равных и не может быть сравнима ни с чем.

Думаю, что информационные поля составляют примерно 97–98% состава Энергии Сотворения, остальные 2–3% — это поддерживающая, скажем, аннигиляционная энергия, без которой невозможна реализация программы информационных Полей Энергии Сотворения.

Энергия Сотворения реализует Программу Сотворения и Эволюции жизни во Вселенной.

Информационные Поля Энергии Сотворения расположены или организованы по типу матрешки, то есть из более большого, всеобъемлющего выходит более конкретное поле, и так до организации элементарных частиц и античастиц в «неживой» материи и организации сотворения клетки и программы ее развития и эволюции.

То есть все процессы, происходящие во Вселенной, подчинены выполнению этой Программы. Особенностью **Мира Жизненного Духа** является то, что в любой точке бесконечной Вселенной «плотность его поля» всегда постоянна.

Особенностью Энергии Сотворения является то, что постоянная высокая «концентрация» ее проявляется в тех областях, полях, пространствах Физической Вселенной, где идет зарождение и в последующем эволюция жизни. Ведь Энергия Сотворения несет в себе не только Программу зарождения жизни, создания условий для ее возникновения. Она поддерживает саму жизнь!

Она и есть Божественная Мать, Богоматерь, которую человечество, да и другие цивилизации обязаны любить, почитать, трепетно и бережно лелеять и по возможности не огорчать!

Таким образом, Энергия Сотворения воплощает, реализует **Замысел!**

А **Мир Жизненного Духа** — это то поле, тот эфир, который обеспечивает переход «из Того Мира в этот», из Божественной Вселенной в Физическую.

Создает условия этого перехода!

Энергия Сотворения имеет постоянную обратную связь с Божественной Вселенной!

И все процессы, происходящие в бесконечном пространстве Вселенной, контролируются и, вполне естественно, не проходят бесследно!

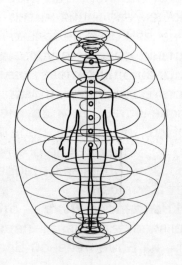

ЧЕЛОВЕК С ТОЧКИ ЗРЕНИЯ ИНФОРМАЦИОННО-ЭНЕРГЕТИЧЕСКОГО УЧЕНИЯ

Рассматривая человека в свете своего информационно-энергетического Учения, я выделяю в его организации десять тел.

Тела, входящие в состав Физического поля человека:

1. Плотное (или Физическое) тело — Плоть. Это самое совершенное тело, прошедшее все этапы эволюции жизни на земле.
2. Тонкое тело как составляющая, неразрывная часть Плотного тела. Без Тонкого тела Плоть погибает довольно быстро.

Тела, входящие в состав информационного поля человека:

3. Астральное тело.
4. Тоническое тело.
5. Мутабельное тело.
6. Тело Стабильности третьего порядка.
7. Тело Стабильности второго порядка.
8. Тело Стабильности первого порядка.

Тела Высшего эволюционного порядка.
Эти тела находятся на пути эволюционного развития:

9. Тело — *Мир* Желаний.

10. Тело — *Мир* Мысли.

Таким образом, здоровый организм человека — это организм, в котором достигнута максимальная гармония взаимодействия всех тел, входящих в его организацию.

Но ввиду того что начиная со второго — Тонкого — тела организм тесно связан с информационно-энергетическими Полями Энергии Сотворения, необходимо добавить, что здоровье возможно только на фоне неизменного состава и концентрации Полей Энергии Сотворения.

Система Тонкого тела человека

Тонкое тело «соединяет» Плоть с Высшими телами организма человека. Оно является «фундаментом» Плотного тела. От его состояния зависит здоровье или болезнь. Система Тонкого тела есть у каждого живого организма на планете. Ее образование неразрывно связано со всеми процессами эволюции.

Возникновение живого вещества на нашей планете шло строго направленно. Сначала к планете подходили информационные поля. При взаимодействии информационных Полей Энергии Сотворения Мира Жизненного Духа с планетой возникла ДНК. Следующие «контакты» способствовали образованию полноценной клетки. То есть изначально возникала Тонкая структура, и только строго затем шло образование Плотной структуры.[1]

Строение системы Тонкого тела

Спирали ДНК имеют разный заряд и вырабатывают аннигиляционную (нулевую, тонкую) энергию. Эта энергия поддерживает физиологические процессы внутри клетки — это и есть биополе клетки. Одна клетка может таким образом существовать за счет собственной внутренней энергии, но сложному организму, в котором идут процессы передвижения минералов, переваривание, фотосинтез и прочее, одной клеточной энергии недостаточно. Ему необходима определенная структура — тело, которое обеспечит его нормальное информационно-энергетическое функционирование в условиях единого Поля Энергии Сотворения.

Система Тонкого тела — это информационно-энергетический «каркас» организма, включающий:
 — биополе каждой клетки, органа, системы,
 — энергетические капилляры, артерии, каналы
 — и их соединения — энергетические центры — *чаши*.

Таким образом, система Тонкого тела формируется из собственной энергии клеток и порции

---

[1] О системе Тонкого тела см. подробней в книге «Путь к здоровью» — *прим. ред.*

Энергии, которую каждый человек, каждый организм получает во время сна.

Энергия системы Тонкого тела

Энергия системы Тонкого тела — это специфический вид энергии, отличающийся от известных нам на сегодняшний день видов энергий: магнитной, электрической, атомной и т. д. Все эти виды энергии легко зафиксировать, так как они созданы человеком или продуцируются «неживыми» в общепринятом понимании источниками. Энергия же биополя клетки — Энергия высшей сложности, потому что в ее основе не просто «некая неизвестная на сей день энергия», в ее основе — информация.

По энергетическим капиллярам и артериям системы Тонкого тела растекается-движется живая Энергия. Она обволакивает органы, ткани, клеточки, поддерживая их энергетический потенциал на уровне, необходимом для здорового протекания всех физиологических процессов. Сон нужен каждому живому существу не только для того, чтобы отдохнуло тело, получил передышку мозг и т. д., но и для того, чтобы организм восполнил израсходованную в течение дня Энергию Тонкого тела. Жизнеобеспечивающая порция Энергии входит в организм в определенную фазу сна.

Энергия входит в человека, проходя все его тела (в здоровом организме), и в Физическом теле концентрируется в системе Тонкого тела, в энергетической **чаше Сердца**.

Отсюда она равномерно разносится-распределяется в другие жизненно важные энергетические центры: **в Интеллектуальную чашу, в чашу Солнца, чашу Плоти.** Естественно, часть Энергии остается в чаше Сердца, откуда она осуществляет постоянное движение по энергетическим каналам системы Тонкого тела.

— Постоянный энергетический фон Тонкого тела поддерживается энергетической чашей Солнца.

— Энергетический фон сознательной, умственной, творческой работы организма поддерживается Интеллектуальной чашей.

— Энергетический фон сердечно-сосудистой системы поддерживается энергетической чашей Сердца.

— Энергетический фон Физического тела поддерживается чашей Плоти.

Границы системы Тонкого тела впереди и сбоку туловища — на 5–10 см дальше вытянутой руки, сзади — на расстоянии 50–60 см от спины, сверху — на расстоянии поднятых вверх рук.

Направление движения энергии в системе Тонкого тела

Движение Энергии начинается от Сердечной чаши. Сокращающееся сердце дает толчок определенной порции крови, но перемещение крови, как и сама работа сердца, осуществляется за счет движения Энергии Тонкого тела. Без системы Тонкого тела сердце не в состоянии было бы перемещать кровь, особенно в ночное время, и «остановилось» бы в течение 30–40 секунд. (*Повторяю, все приведенные здесь данные подтверждаются практикой излечения моих пациентов.*)

Энергия, двигаясь по артериальной системе, входит через артериолы в клетку и затем «выходит» в общее пространство Тонкого тела. Энергетический ток от Сердечной чаши до клеток осуществляется в первые две фазы энергетического дыхания клеток. А движение Энергии в пространстве Тонкого тела осуществляется в последующую фазу энергетического дыхания клеток.

Я обнаружил в системе Тонкого тела определенную закономерность в движении Энергии, поэтому сумел выделить систему энергетических каналов-артерий системы Тонкого тела.

Божественный основной канал

Основная энергетическая магистраль тела — **Божественный основной канал**. Это наиболее плотное, широкое, глубокое поле в системе Тонкого тела. Его вершина — верхняя граница системы Тонкого тела, то есть на 5–10 см выше макушки головы, и основание — на 5–10 см ниже копчика.

То есть вершина основного канала — *Интеллектуальная чаша*, а основание — *чаша Плоти*.

Ширина Божественного канала у здорового человека — 20–25 см (у моих пациентов к концу серии она достигает ширины плеч).

Глубина канала складывается из расстояния между передней границей системы Тонкого тела и ее задней границей, включая, естественно, собственно туловище. Таким образом, глубина Божественного канала примерно 1,5 м.

В системе Божественного канала выделяется главная артерия, ширина и глубина которой полностью охватывают желудочки и ствол головного мозга, спинной мозг и позвоночник. От основного канала отходят каналы первого порядка, от них, в свою очередь, — каналы второго порядка и так далее, вплоть до каналов миллионного порядка, которые, по существу, являются каналами межклеточных пространств.

Энергия системы Тонкого тела есть величина постоянная, ибо она поддерживает энергетическую стабильность организма, дает энергетическую защиту, позволяющую организму справиться с внезапно возникающими проблемами в системе Плотного тела.

Связь энергетического потенциала системы Тонкого тела и состояния здоровья человека

Совершенно очевидно, что потеря Энергии системы Тонкого тела сказывается на нормальной жизнедеятельности всего организма. Если организм постоянно теряет Энергию и не восполняет ее при этом, то постепенно, а иногда — и очень быстро, входит в болезнь.

Снижение энергетического потенциала системы Тонкого тела является одним из основных источников возникновения заболеваний позвоночника и суставов обменно-возрастного характера, различного вида сколиозов и т. д.

Поражение системы Тонкого тела является одним из важных факторов возникновения аденом, фибромиом, слабости связочного аппарата паренхиматозных органов, поражений артерий и вен, катаракты и глаукомы, атонии и дистонии кишечника, заболеваний желчного пузыря и почек, возникновения грыж, заболеваний спинного и головного мозга и т. д. и т. п.

Все эти страдания связаны не столько с состоянием энергетического потенциала системы Тонкого тела в целом, сколько с состоянием энергетических каналов — подлинных артерий живого организма. Энергетический канал системы Тонкого тела не есть канал в привычном нашем понимании, то есть русло, ограниченное с обеих сторон «берегами».

Энергетический канал в системе Тонкого тела есть движение Энергии в определенном направлении, захватывающее определенный объем пространства, включающий также Плоть, ее органы и системы.

Так, например, движение Энергии по основной артерии Божественного канала осуществляется вдоль позвоночника, распространяясь от копчика до макушки — родничка головы, захватывая при этом весь мышечный корсет спины, собственно позвоночник с его связками, сосудами, нервами.

В поле основной артерии Божественного канала — головной и спинной мозг, щитовидная железа, средостение, грудной и брюшной отделы аорты, матка, предстательная железа.

Во время сна движение Энергии осуществляется от головы вниз до копчика, то есть от Интеллектуальной чаши до чаши Плоти.

Чаши Божественного канала

Информационно-энергетическая чаша — это депо Энергии Тонкого тела, назначение которой — поддерживать здоровый энергетический фон (поле) в определенной области Плотного тела или его органа. Чаши представляют собой соединение большого количества энергетических и межклеточных каналов. Каждый орган имеет свою чашу. Каждый сустав окутан или расположен внутри такой чаши.[1]

В Божественном канале много таких чаш. Я выделю сейчас только несколько основных.

1. **Интеллектуальная чаша** — информационно-энергетический «кокон» головы.

2. **Чаша Настроения** — информационно-энергетический «кокон» щитовидной железы (она захватывает в том числе и горло, и шейные позвонки, и начало пищевода).

3. **Чаша Внутренней Защиты** — вилочковая железа, иммунная система.

4. **Чаша Сердца.**

5. **Чаша Солнца** — область солнечного сплетения, поддерживает в основном вегетативную функцию нервной системы.

6. **Сексуальная чаша** — пах, органы малого таза.

7. **Чаша Плоти** — область копчика.

---

[1] Подробнее о чашах Божественного канала см. в книге «Творение Мира», том 2 – *прим. ред.*

Тела, определяющие уникальность человека

Уникальность каждого человека определяется прежде всего составом его информационного поля, а значит — качественным составом тел, входящих в него. Я говорю сейчас об Астральном, Тоническом и Мутабельном телах человека. Именно эти тела «очеловечивают» Плоть, именно они формируют нашу индивидуальность, и именно они хранят в памяти своей каждый миг жизни человека.[1]

Астральное тело

Стабильность Астрального тела позволяет человеку «нормально» мыслить, понимать и самоопределяться, оценивать и сравнивать. Это тело позволяет концентрировать внимание, то есть — сосредоточиваться на какой-либо задаче, а значит, оно в определенной степени связано с телом Желаний. Эмоциональные реакции и психологические устремления. Речь и понимание речи. Память. Привязанность. Нежность.

Тоническое тело

Стабильность этого тела в полной мере дает человеку возможность быть Человеком. С ним

---

[1] См. также книги «Путь к здоровью», «Человек и Вселенная» — *прим. ред.*

связаны глубокие душевные чувства и переживания, глубокая привязанность к другому человеку, к семье, к детям. Именно в этом теле формируется самое глубокое и прекрасное чувство — *любовь*! Не любовь как привязанность к детям, к семье и т.д., а любовь к женщине, любовь к мужчине.

Если Тоническое тело хорошо развито и стабильно, у человека сильно развита интуиция. Он способен широко и глубоко мыслить, понимать, воплощать и реализовывать задуманное в конкретные проекты. Я бы сказал так: это тело дает человеку возможность и абстрактно мыслить, и конкретно воплощать свои замыслы.

Мутабельное тело

Его стабильность подстегивает человека к самосовершенствованию, к познанию, к движению мысли, к постоянному поиску. Если это тело хорошо развито и стабильно, то мы видим перед собой человека совестливого, для которого нравственность и внутренняя чистота являются неотъемлемыми принципами его жизни, его состояния Души. Такой человек стремится к высшей гармонии. Такому человеку нелегко приходится в современном мире, потому что он является его полной противоположностью. А это значит, что источник болезни у такого человека будет сформирован именно в Мутабельном теле. (Не зная этого, можно ли его избавить от болезни? Конечно, нет!)

Все вышеперечисленные тела расположены непосредственно в системе Тонкого тела человека, а не на каком-то расстоянии за его границами. Они отличаются от Тонкого тела качественным составом информационных полей и соприкасаются с определенными органами и их Тонкими планами на информационном уровне.

Отражающий слой системы Тонкого тела

Очень важным элементом системы Тонкого тела является его естественная граница — Отражающий слой. Его задача состоит в том, чтобы не допустить взаимопроникновения тонких структур двух организмов.

Возьмем простой пример: люди едут в автобусе, тесно прижатые друг к другу. Если бы в системе их Тонких тел отсутствовал Отражающий слой, то их Тонкие тела переплелись бы и, соответственно, вибрации одного организма влияли бы на вибрации другого. А это неминуемо привело бы к разрушению организмов. Если бы не существовало Отражающего слоя, мать не имела бы возможности приласкать своего ребенка, люди никогда бы не приобрели привычки протягивать друг другу руки, да и вообще не подходили бы друг к другу ближе, чем на два-три метра. Прикосновение или любой другой тесный контакт между людьми был бы невозможен.

Именно в Отражающем слое формируется и сохраняется клеточная память данного Физического тела. Я не оговорился: не человека, а именно тела, его клеток, тканей, органов и систем.

Отражающий слой появляется при рождении ребенка и в течение нескольких часов после рождения окончательно «отделяет» ребенка от материнского организма. Если этого не происходит (а такое случается), может сформироваться болезнь полной, тотальной информационно-энергетической зависимости организма ребенка от организма матери. С этим мне тоже доводилось сталкиваться в клинической практике. Вопрос это очень сложный и серьезный, но вполне решаемый.

На уровне Отражающего слоя системы Тонкого тела информационное поле человека содержит «информационную библиотеку или базу», запоминающую каждый миг жизни организма, в том числе все болезни, травмы Плотного тела, переживания, душевные муки и т. д.

Тела стабильности

Тело Стабильности третьего порядка организма человека связано с полем Стабильности третьего порядка Планеты и курирует постоянство форм Плотного тела, органов и тканей, входящих в его состав.

Тело Стабильности второго порядка организма человека связано с полем Стабильности второго порядка Планеты и курирует постоянство Тонкого тела человека и особенно его чашу Сердца и чашу Солнца.

Тело Стабильности первого порядка организма человека связано с полем Стабильности первого порядка Планеты и Вселенной и курирует информационное поле организма, эволюцию человека и его взаимосвязь с *Божественной Вселенной*.[1]

Цикл жизни человека с точки зрения Информационно-энергетического Учения

Формирование кокона

Рождение человека — это великое и неповторимое событие не только для семьи, рода, человечества, но и для всей Вселенной. Именно в нем, в человеке, соединены **Божественная** и **Физическая** Вселенная. Именно мы, избранные, должны были стать оплотом и продолжить строительство гармоничного Мира **Физической** Вселенной.

---

[1] «Эти Поля способствовали образованию Планеты в период ее рождения и формирования и в настоящий момент входят в состав ее информационного поля для стабилизации процессов образования ее ядра, ее недр и вещества. Именно благодаря этим Полям каждая из планет необъятной Вселенной уникальна и индивидуальна (и наша Планета не исключение) и в то же время является неотъемлемой частью единой Вселенной, имеющей свое предназначение и свой путь эволюции... Вот почему эти Поля неизменны и вечны. И основная их задача по отношению к Планете состоит в постоянном поддержании баланса информационных потоков, которые обеспечивают условия для дальнейшей ее эволюции», книга «Творение мира» С. С. Коновалова, т. 1, — *прим. ред.*

Из глубин Божественной Вселенной по направлению к нашей Планете в Полях Энергии Сотворения движется особый поток информационно-энергетических полей — **Коконов**. В составе Кокона — Душа будущего человека и его Высшие тела. Плоть же формируется в утробе матери. Причем в составе Кокона — двойной набор тел будущего человека, подобно тому как в клетке, входящей в фазу деления, — двойной набор хромосом.

Ангел

Плоть, находящаяся в утробе матери, — это еще не человек. У нее еще даже нет собственного Тонкого тела. Примерно к 24-й неделе беременности **Ангел** материнского организма своей активностью привлекает в материнское поле **Кокон**. И с 28-й недели беременности Кокон уже постоянно находится в материнском поле.

С этого момента начинается разделение Кокона — формируются тела информационного поля человека и их «зеркальное отражение» — абсолютно точная копия, которая после рождения останется в информационном поле планеты, став связующим звеном между человеком и Полями Энергии Сотворения. Эту «копию» я называю **Ангелом**. Между человеком и Ангелом устанавливаются строго определенные (ни больше ни меньше) информационно-энергетические связи.

Душа

В момент рождения в Плоть входит Душа. Крик ребенка — это крик Души, входящей в тесное «пространство» Плоти. Пространство Тонкого тела тут же заполняется Высшими телами — рождается Человек.

Ангел «зависает» и сопровождает человека в течение всего его жизненного пути на Земле. Состав тел Ангела такой же, как и состав Высших тел человека, начиная от Астрального: Астральное, Тоническое, Мутабельное тела, тела Стабильности третьего, второго и первого порядка, Мир Мысли и Мир Желаний.

Несомненно, что процесс формирования человека в Тонких структурах и последовательный его вход в **Физический** Мир — рождение — реализуется на фоне многочисленных факторов реального времени **Физической** Вселенной. Характер будущего человека зависит от часа, дня, месяца и года его появления «на этом свете». Это дает возможность и право прогнозировать определенные характерные черты людей, появляющихся на планете в один и тот же день.

Завершение пребывания на Земле

Информационно-энергетические связи между Ангелом и человеком на протяжении всей жизни постоянны и неизменны. К концу жизни эти связи начинают усиливаться — Ангел «притягивает» к себе тела человека (разумеется, за исключением Физического и Тонкого тел), что приводит к уменьшению поступления Энергии из Полей Энергии Сотворения, затуханию активности физиологических процессов в теле.

В определенный миг происходит «вытягивание-уход» Души и Высших тел Тонкого плана — наступает смерть. Вновь воссоединенный **Кокон** уходит.

Возвращение послежизненного **Кокона** в глубины **Божественной** Вселенной, возможно, соответствует тому, что люди называют раем. Ад же — это разложение послежизненного **Кокона** в полях Мутабельного слоя, что может привести к тому, что душа человека «вселяется» в низших животных.

Формирование послежизненного **Кокона** тоже происходит по определенным законам. Смерть, уход человека в небытие — это тоже цепочка последовательных, строго упорядоченных действий: в информационном уходящем Потоке Энергии Сотворения формируется специальная «ячейка» для уходящего в глубины *Божественной* Вселенной человека.

Причины возникновения болезни

Плотное тело человека[1]

Человек — это закрытый для любого вторжения многомерный и многоярусный Мир. Да, его

---
[1] То же, что и «физическое тело» — *прим. ред.*

Плоть каждое мгновение земной жизни соприкасается с многочисленными «представителями» Физического Мира, начиная с невидимых для глаза триллионов и триллионов микрочастиц, многочисленных не воспринимаемых звуковым анализатором вибраций и звуков и заканчивая жесткими, осязаемыми и ощущаемыми, болезненными, приятными и неприятными и т. д. контактами. Все это вносит в жизнь человека ту полноту ощущений, без которых он был бы лишен возможности видеть и слышать этот Физический — реальный для него — Мир и без которых его жизнь, его пребывание на Земле были бы лишены всякого смысла.

Так вот, Плоть человека открыта для любого вторжения. Это единственное из десяти тел его Мира, которое менее всего защищено от окружающих воздействий и поэтому может быть легко разрушено и уничтожено любым представителем этого Физического Мира.

И мы это прекрасно знаем, видим и имеем собственный опыт такого разрушения — я говорю о болезни. Ведь любой вирус, невидимый для глаза, может вторгнуться в организм и нанести такие поражения, что человек на всю оставшуюся жизнь может сделаться инвалидом...

Другие тела человека призваны оградить Плоть от любого вторжения, будучи при этом закрытыми от любых внешних воздействий.

Таким образом, при здоровом состоянии всех тел Мира Человека, начиная с Тонкого и выше, удары, наносимые по Плотному телу, не могут вызвать в нем болезнь. (Конечно, кроме физического разрушения органа, группы органов, тканей и т. п.).

Таким образом, вся организация Мира человека предусматривает то, что только сам человек в состоянии или разрушить себя или хотя бы поддержать свое здоровье (я сейчас не говорю о более высокой — главной задаче, Главном Предназначении человека). Из этого следует, что ни один человек не способен помимо воли другого человека оказать на него какое-либо воздействие.

Взаимодействие Плотного тела и Энергии Сотворения

А Энергия Сотворения? Ее Поля входят в человека через его Ангела.

Ангел обладает колоссальным влиянием на человека — Он его Хранитель.

Он хранит его Тонкие тела от любого информационного вторжения полей любой степени сложности. Мы помним из Учения, что Мир каждого человека защищен системой Отражающего слоя, благодаря которому люди не могут проникать друг в друга и который ограждает и защищает людей от вторжения в их внутренний Мир. Иначе воцарился бы настоящий хаос, и уже в самом начале своего развития человеческая цивилизация погибла бы — люди невольно уничтожили бы друг друга, постоянно, ежесекундно вторгаясь в Миры других людей и разрушая себе подобных и себя.

Но могут ли информационные поля, которые окружают Планету и все живое и «неживое», входить в Мир человека и оказывать на него как положительное, так и отрицательное влияние? Тоже нет! Они не могут просто так войти, потому что на их пути встает Ангел человека. Он, повторяю, хранит и оберегает Мир человека от входа информационных полей любой степени сложности.

Единственное, чего не может Ангел, — это оградить человека от его собственных мыслей и желаний, которые и являются самым страшным и главным оружием, приводящим к началу и развитию его болезни, а значит — к разрушению.

Ангел «подвластен» человеку, если тот настойчив в своем желании, если он целеустремлен, если он понимает свой Мир и старается не разрушать его. И в то же время Ангел занимает позицию «стороннего наблюдателя», когда не понимает, чего человек хочет (оценивая хаос его мыслей и желаний), когда «видит», как впустую он тратит свою жизнь.

Одна из причин возникновения хронических болезней

Здоровый биологический ритм клетки — это ее энергетическое дыхание. Оно состоит из трех мгновенно сменяющих друг друга фаз:
 – фазы накопления Энергии;
 – фазы усвоения Энергии;
 – фазы пропуска-выделения Энергии.
Все триллионы клеток организма (Плотного тела) функционируют в строго определенном биологическом ритме, синхронном с пульсаци-

ей Живой Энергии Вселенной — Энергии Сотворения!

Одной из причин возникновения хронической болезни, является вход даже одной клетки в состояние патологического биоритма.[1]

Вход клетки в состояние патологического биоритма обусловлен различными причинами, приводящими к «закупориванию» клетки. Клетка тогда либо не в состоянии отдать-пропустить Энергию, либо не может усвоить Энергию, либо в результате нарушения информационного равновесия спиралей ДНК ядра клетки, участвующих в образовании собственно клеточной энергии, не в состоянии обеспечить себя энергией, что приводит к ее истощению.

Среди причин — нарушение обменных процессов в клетке, попадание дополнительного заряда энергии (энерговирус), массовое разрушение клеток в связи с травмой, острые патологии (вирусы и другие виды инфекции), отравления, радиационные поражения и т.д. Сбой в биологическом ритме одной клетки способен вывести со временем весь организм из энергетического равновесия и сформировать очаг болезни. Происходит это относительно медленно, болезнь развивается исподволь, длительное время, прежде чем обнаружит себя первыми слабенькими симптомами. Произойдет это тогда, когда в патологический процесс, начавшийся с одной клетки, включатся миллионы клеток. Такой очаг я называю **энерге-**

---

[1] О причинах возникновения и развития болезней см. книги серии «Диалоги с доктором», а также «Заочное лечение. 500 ответов на вопросы пациентов Доктора» — *прим. ред.*

тически доминирующей патологической группой клеток (ЭДПГ).

Все клетки организма связаны между собой, поэтому патологический очаг (ЭДПГ) начинает «подавлять» ослабленный орган или систему организма, направляя туда свою повышенную энергию.

Ослабленные орган или система — это область организма, имеющая хотя бы малейшие незначительные физиологические отклонения или, например, наследственную «слабость». Отклонения в работе того или иного органа, системы могут быть вызваны различными перенесенными заболеваниями, например: простудой, гепатитом в легкой форме, бронхитом и т.д. После такого легкого заболевания человек вроде бы выздоравливает — то есть при обследовании врачи констатируют нормальную работу организма. Но если у такого больного существует ЭДПГ, он постоянно направляет сверхэнергию в ослабленный орган, и легкое заболевание постепенно становится хроническим.

Этот процесс у каждого человека протекает по-своему. Он может идти годы, десятилетия, прежде чем врачи констатируют, что заболевание перешло в хроническую форму, а может развиться быстро — в течение нескольких месяцев. Все зависит от состояния всех десяти тел организма и главное — от состояния Тонкого тела. Разумеется, немалую роль тут играет и образ жизни человека.

К сожалению, на сегодняшний день ни традиционная медицина, ни экстрасенсы, обнаружив больной орган или систему, не в состоянии обнаружить источник энергетического поражения — ЭДПГ, так как энергетическое излучение ЭДПГ ничтожно мало.

Нарушение энергетического дыхания клетки

Патологический биоритм клетки — это не просто нарушение некоего ритма в целом, это нарушение очень тонкого и сложного процесса, который я называю **энергетическим дыханием.**

Я надеюсь, очень надеюсь, что уже в недалеком будущем все эти фазы энергетического дыхания клетки подтвердит молекулярная энергетическая биофизика. Пока же приходится утверждать правомерность моей теории только практикой выздоровления моих пациентов.

Клетка может «замереть» в одной из трех фаз дыхания, что влечет за собой развитие определенной группы заболеваний.

1. Так, если клетка «замерла» в первой фазе, возникает одна из тяжелейших патологий современности — происходит образование быстро растущих злокачественных опухолей. Такая клетка становится неуправляемой и абсолютно «обособленной» от организма. В течение жизни организма подобные «замирания» случаются не раз и не два. Однако, если система Тонкого тела относительно здорова (особенно в молодом возрасте), «замирание» клетки в первой фазе

длится какой-то миг, а потом она самостоятельно «выскакивает» из «замирания». Патологический очаг, состоящий из миллионов вышедших из-под контроля клеток, образуется только на фоне постоянного или резкого снижения системы Тонкого тела. Разумеется, при «замирании» клетки в *фазе накопления Энергии* возникают не только злокачественные образования, но и многие другие серьезные патологии. Но это уже специальные вопросы — для специалистов.

2. Если клетка «замерла» в *фазе усвоения Энергии* (например, клетка сосудистой стенки), то в результате развивается одна из самых распространенных болезней современного человечества — атеросклероз. Хочу обратить ваше внимание на то, что к бурному развитию атеросклероза, да и других заболеваний приводит стресс. При стрессе, даже если стрессовая ситуация длится несколько секунд, резко снижается информационно-энергетический потенциал системы Тонкого тела. Организм восстанавливается — выходит из стресса — не просто несколько дней, а многие и многие месяцы.

3. Если клетка «замирает» в *фазе пропуска-выделения Энергии*, то развиваются такие заболевания, как нейродермит, псориаз, экзема. Энергия, без задержек проходя огромный массив «замерших» клеток, обрушивает свою силу на клетки кожи.

ЛЕЧЕНИЕ. ОБЩИЕ СВЕДЕНИЯ

С чего начинается информационно-энергетическое лечение

Процесс лечения и выздоровления в нашем Центре очень сложный. И начинается он с того, что надо **утихомирить себя**.

Надо не просто заставить себя или научиться верить мне, Доктору, — надо внутренне быть готовым принять Добро и ответить Искренностью.

Надо понимать, что в твоем выздоровлении участвует и Доктор, и рядом сидящий человек.

Надо научиться прийти к такому состоянию, когда твои мысли, состояние сердца и Души будут едины. То есть твоя искренность и готовность к любви, состраданию, нежности, участию в судьбе рядом сидящего человека и всех людей нашего лечебного зала будет идти из глубины твоей души и сердца не потому, что это необходимо для твоего выздоровления, а потому, что иначе ты уже не можешь.

Основной смысл моего лечения состоит в том, что люди, уходя от нас, продолжают совершенствоваться, они уже не могут иначе. А преображая себя, они вов-

лекают в этот процесс окружающих их людей и окружающий мир. И когда эта цепная реакция станет всеобъемлющей, тогда и Энергия Сотворения вновь войдет в свой прежний, здоровый фон над Планетой. Это не утопические воззрения Доктора!

Это призыв Вселенной и основной смысл ее прихода![1]

Заочное лечение

Как и когда появился такой вид лечения, как заочный сеанс

Форма заочного лечения возникла не сразу и была «изобретена» не мной, а, скорее, моими пациентами. Многие из них, расставаясь со мной, переезжая, например, в другой город, не могли и не хотели расстаться с целительной Энергией, в силу которой поверили. И в те дни, когда в Санкт-Петербурге проходили сеансы, они настраивались «на волну» Энергии и принимали сеансы заочно, а о результатах сообщали мне. Со временем, когда практика заочных выздоровлений стала статистически достоверной, я начал проводить для своих пациентов заочные сеансы и по сей день рекомендую их всем пациентам.

---

[1] Подробнее об информационно-энергетическом лечении см. книгу «Заочное лечение. 500 ответов на вопросы пациентов Доктора» — *прим. ред.*

И тогда, и сейчас мои пациенты-заочники успешно используют для лечения энергетический буклет и заряженную с помощью него воду. На сегодняшний день форма заочного лечения с помощью Энергии Сотворения распространяется все шире и шире. И сегодня в нем участвуют миллионы людей во всех частях Планеты.[1]

Почему возможно заочное лечение

С точки зрения Информационно-энергетического Учения, эта форма лечения объясняется довольно просто. В Физическом Мире любой физический объект, начиная от ядра атома и завершая галактиками, отделен в пространстве от другого или несколькими микронами, или сотнями миллионов миль, или же миллионами световых лет. В мире же информационных полей расстояние не имеет никакого значения, потому что там нет ни времени, ни скорости, ни самого расстояния в привычном для нас понимании и представлении. Поэтому соприкосновение, контакт и вход в поле Живой Вселенной осуществляются мгновенно. Вот почему независимо от того, где вы находитесь: в другом городе, в другой стране или даже на космической станции, или же в будущем — на планете далекой галактики, — вы можете войти в высококонцентрированные Поля Энергии Сотворения и принять участие в заочном сеансе.

---

[1] О заочном лечении см. также книги «Заочное лечение» (книга 1 и 2), «Заочное лечение. 500 ответов на вопросы пациентов Доктора» — *прим. ред.*

Другой разговор, что для того чтобы хотя бы соприкоснуться с Божественной Силой, необходимо иметь ключ — Знак Призыва Энергии.[1]

Противопоказания к проведению заочного лечения

Существуют ли **противопоказания** к заочному лечению? Да, существуют. И относятся они не только к заочной форме лечения, но и к очной:

1. Для пациентов, состоящих на учете в психоневрологическом диспансере, страдающих психическими отклонениями, участие в заочном сеансе (и во всех энергетических процедурах) противопоказано. Случается, что пациенты не знают о своих отклонениях, тогда следует ориентироваться на свои ощущения во время сеанса: если вы явственно слышите голоса, особенно если голоса эти имеют директивные интонации, следует немедленно прекратить участие в сеансе.

Особенно обращаю на это внимание родственников данных больных, которые почему-то «не видят и не знают», что их родной человек страдает такой патологией (хотя лечится у психиатра), потворствуют им в проведении заочного энергетического лечения, а затем начинают предъявлять претензии нам, что, дескать, «до вашего лечения у моей жены все было нормально». Приходится нам связываться с соответствующими диспансерами, которые подтверждают наличие психической патологии

---

[1] О Знаках Призыва Энергии см. ниже — *прим. ред.*

у данного человека. Только тогда «успокаиваются» такие горе-«доброжелатели».

2. Если ваши родные и близкие люди категорически против такого вида лечения, то вам не следует принимать участие в заочном лечении. Я не хочу, чтобы мои чистые и добрые намерения помочь вызывали раздражение и озлобленность у не понимающих меня людей. И я не хочу, чтобы светлые Поля Энергии Сотворения были источником раздоров в семье. Не надо этого делать, дорогие мои. Всему свое время и свой час. Еще не дозрели, еще не поняли и не почувствовали вашу боль и вашу трагедию. А может быть, они знают, как вам помочь, и берут на себя решение вашей беды? Дай Бог им сил и терпения.

Что происходит во время заочного сеанса?

Заочное лечение — это система входа и пребывания человека в высококонцентрированном Поле Энергии Сотворения как части Живой Вселенной через ее Посвященного, с использованием «Знаков Призыва Энергии» для достижения исключительно благих целей, включающих обретение здоровья и не наносящих вреда другим людям.

Заочное лечение — это не есть в буквальном смысле лечение конкретного диагноза или нескольких диагнозов в течение некоего промежутка времени, это не процедура, у которой есть начало и окончание.

Заочное лечение в широком смысле — это есть Путь Преображения человека, в котором есть начало, но нет конца.

Этот Путь предполагает возврат человека к самому себе — к себе Истинному, Настоящему, не сломленному жизненными невзгодами и трагедиями, живущему не в угоду обстоятельствам и другим людям, а исполняющему свое Предназначение.[1]

Таким образом, если ты, мой дорогой человек, решил преодолеть болезнь, уничтожить ее, призвав Божественную Вселенную, ты обязательно должен понять, что твое выздоровление будет зависеть не только от правильности выполнения энергетических процедур, но и от того, насколько быстро тебе удастся встать на Путь твоего Преображения.

Начало заочного лечения

Заочное лечение начинается с осознания человеком того, что весь образ его жизни, включающий в себя в том числе и образ мысли, явился основным источником возникновения и развития его болезни. И все это человеку необходимо изменить. Это и есть начало входа в заочное лечение, это и есть его фундамент.

Почему это так необходимо знать? Дело в том, что если мы будем считать, что заочный сеанс — это только какие-то особые энергетические

---

[1] Подробнее о Предназначении человека см. во всех книгах автора — *прим. ред.*

процедуры, проводимые в определенных временных рамках (об этом я буду говорить ниже), то этого будет недостаточно для того, чтобы полностью искоренить болезнь. Это связано с тем, что после проведения сеанса (даже в полном его объеме) ты вновь возвратишься в обычную среду, в которой концентрация Полей Энергии Сотворения снижена.

И следовательно, те дублирующие механизмы — механизмы защиты (включающие в себя поддержание здорового гомеостаза — постоянства внутренней среды в организме), которые тебе удалось «пробудить» и которые под влиянием сеанса стали выполнять свои функции, постепенно или очень быстро, в зависимости от жизненных обстоятельств, вновь «засыпают» или входят в привычный информационный патологический режим. А это значит, что сражение с болезнью длилось столько времени, сколько шел «процедурный» заочный сеанс.

А нам ведь необходимо, чтобы это сражение (включающее в себя одновременно и разрушение основ болезни, и уничтожение всех ее механизмов, восстановление и построение здорового каркаса, здоровой клеточной системы, физиологических систем и т. д.) шло все время, не только не прекращаясь ни на мгновение, но и усиливаясь во времени.

Нам необходимо возродить в организме очень прочную и стабильную, здоровую физиологическую систему жизнеобеспечения настолько, чтобы в течение хотя бы ближайших десятилетий организм не мог ни при каких обстоятельствах вновь вернуться в состояние болезни.

Что такое истинное исцеление?

Искоренить болезнь — это не просто облегчить состояние человека на некоторое время, избавив его от одного, двух, нескольких клинических диагнозов. Искоренить болезнь человека — это восстановить в нем способность не болеть!

Запомни, мой дорогой, запомни на всю жизнь: болезнь Плоти — Физического тела — есть отражение несовершенства и дисгармонии Человека — его Мира, что включает, естественно, и всю его прожитую жизнь.

Вот почему человек обязан постоянно (все 24 часа в сутки, не меньше!) находиться в высокой концентрации Полей Энергии Сотворения, где бы он ни был. Ведь именно в таких информационно-энергетических условиях была сотворена сама Жизнь. Именно в таких условиях жила миллиарды лет наша Планета и все живое на ней. И именно такие условия обеспечили появление самого человека и его здоровую жизнь на протяжении сравнительно короткого времени существования человеческой цивилизации.[1]

---

[1] Подробнее об этом см. книги «Путь к здоровью», «Человек и Вселенная» и «Творение Мира» — *прим. ред.*

Знаки Призыва Энергии и информационно-насыщенная вода

И прежде чем мы начнем «учиться» заочному лечению, необходимо раскрыть суть **«Знаков Призыва Энергии»,** благодаря которым Энергия Сотворения входит в дом твой и в организм.

Я говорю об *информационно-энергетическом буклете и о любой моей книге.*[1]

Информационно-энергетический буклет

Буклет концентрирует Поля Энергии Сотворения в радиусе до 5 метров, являясь центром-ядром этого объема. Если в этом объеме находится живой организм, то идет восстановление его системы Тонкого тела, а следовательно, идут процессы восстановления тех многочисленных дублирующих механизмов защиты, которыми обладает данный организм. В результате восстанавливаются здоровые физиологические механизмы жизнедеятельности на атомарном, молекулярном, клеточном уровнях живой ткани на фоне уничтожения каркаса болезни.

Значит ли это, что с помощью одного лишь буклета можно избавиться от любой болезни? Конечно же, нет. Буклет только призывает-концен-

---

[1] Подробнее о Знаках Призыва Энергии см. книгу «Заочное лечение. 500 ответов на вопросы пациентов Доктора» — *прим. ред.*

трирует Энергию Сотворения. Он так и называется «Знак Призыва Энергии». А вот находясь в Поле этой Энергии, сам человек уже должен активно включиться в процесс лечения. Как это сделать? Читай далее эту книгу и, конечно же, все вышедшие за эти годы мои книги.

Буклет — это не просто средство для снятия боли, хотя его эффективность в этом не сравнима ни с одним лекарством. Нужно лишь научиться его применять — правильно укладывать на тот орган или ткань, которая провоцирует боль. Например, у вас болит голова. Куда надо укладывать буклет? Кому-то — на сердце или почки, если это гипертония, вызванная дисфункцией этих органов; кому-то необходимо обернуть двумя буклетами голени, а третий уложить на сердце, если гипертония вызвана спазмом периферических артерий, и т. п. А кому-то следует расположить буклет в виде стоячего воротника на шее, потому что голова болит из-за шейного остеохондроза и т. д.

Буклет — это величайший помощник в лечении болезни. Он дает вам возможность постоянно находиться в Поле Энергии Сотворения, что позволяет клеткам, органам и системам вашего организма вести непрерывную борьбу с источником болезни и самой болезнью, вызванной главным образом информационно-энергетическим искажением.

И помните, что заочное лечение (заочный сеанс и энергетические процедуры) осуществляется обязательно с буклетом (на первых порах вы можете использовать буклет, помещенный в моей книге)!

Буклет — целитель, буклет — скорая помощь, буклет — хранитель и даже спаситель! Это лишь малая доля его удивительных возможностей.

Буклет применяется

1. Для восстановления и поддержания нормального, здорового положительного информационно-энергетического фона в помещении.
2. Для восстановления и поддержания здорового состояния энергетической системы человека, в том числе для улучшения или восстановления сна.
3. Для снятия болей.
4. В процессе заочного лечения, в том числе при выполнении комплекса энергетических упражнений[1].
5. Для того, чтобы информационно насытить, «зарядить» воду[2].
6. Для защиты от негатива и опасности.

Книга

Любая книга из серии «Книга, которая лечит» является «Знаком Призыва Энергии».
И таким образом, при неторопливом, вдумчивом, глубоком и внимательном ее чтении вы начинаете притягивать, концентрировать и «втягивать» Поля Энергии Сотворения в свой организм.

---

[1] См. раздел «Энергетические упражнения» — *прим. ред.*

[2] См. раздел «Информационно-насыщенная вода» — *прим. ред.*

Не вокруг себя — это очень существенно для понимания происходящего, а в свой организм.

Живой Мир и человек живут потому, что находятся в атмосфере, которая является частью биосферы, основой которой являются Поля Энергии Сотворения Мира Жизненного Духа. Но концентрация Полей Энергии Сотворения в сегодняшнем мире столь низка, что не позволяет срабатывать очень тонким защитным механизмам организма — они, по сути, бездействуют. Отсюда болезни уже практически у всех детей современности, отсюда и преждевременное старение. В этом смысле каждая из моих книг является той нитью, которая соединяет человека с Живительным Источником. Но... если человек принимает ее и чувствует сердцем.

Вход в Поля Энергии Сотворения с помощью книги происходит при условии, что вы не просто читаете ее, а впитываете всем сердцем, всем существом своим, каждой своей клеточкой ее дыхание, ее живое содержание. Ведь каждая книга излучает мою любовь и любовь моих пациентов, она пропитана Любовью.

Заочный сеанс многие мои пациенты начинают сегодня именно с чтения книги.

Информационно-насыщенная вода

Информационно-насыщенная или, как называют ее мои пациенты, **«заряженная» вода** является неотъемлемой составляющей всего комплекса энергетического лечения. По сути, это живая вода, то есть вода, несущая жизнь, дающая жизнь и продлевающая жизнь клеткам и тканям живого организма.

Общее количество воды в организме человека составляет от 44 до 70 % массы тела, или примерно 38–42 литра. Причем около $2/3$ ее объема находится внутри клеток и $1/3$ входит в состав внеклеточной жидкости. (В последующих своих книгах я остановлюсь на водно-солевом обмене более подробно.)

Молекулы и атомы воды являют собой ту среду, в которой живут не только клетки организма, не только входящие в состав клетки органеллы и т. п., но и атомы и молекулы живой ткани. Подчеркиваю, живой ткани! А атомы и молекулы живой ткани отличаются от таковых, входящих в состав «неживой» ткани, своим информационным содержанием. (Об этом я рассказывал и буду рассказывать в своих книгах.)

Когда я говорю о впитывании организмом Полей Энергии Живой Вселенной (Энергии Сотворения) как основы его нормальной, здоровой жизнедеятельности, то точкой приложения являются, несомненно, атомы и молекулы воды, которые под воздействием этих Полей очищают себя от негативной информации, с одной стороны, а с другой — насыщаясь Энергией, становятся жизнеобразующими, жизнеподдерживающими и консолидирующими организм как единое целое.

Вот почему любая хроническая болезнь начинается с того момента, когда молекулы воды подвергаются информационным искажениям любой степени сложности как со стороны внешнего мира, окружающего человека, так и со стороны его внутреннего Мира, включающего процессы жизнедеятельности его клеток и физиологических систем. (Об этом я буду говорить в последующих книгах.)

Что такое лечебная вода? Это вода, в которой все ее молекулы насыщены Полями Энергии Сотворения настолько, что, попадая в организм, они очень быстро восстанавливают его внутриклеточный и клеточный информационно-энергетический потенциал. Причем процесс восстановления идет с невероятной скоростью, как цепная реакция. Это дает организму колоссальные силы для борьбы с болезнью, которая, как я заметил выше, уже завладела «водным пространством» организма.

Как готовить водичку

Сосуд с водой (любого объема) ставится на буклет. Вода насыщается и пригодна к употреблению уже через 20–30 минут. Если воду поставить на ночь, то ее энергетический «заряд» будет приблизительно равен тому «заряду», который вода получает непосредственно на сеансах. В период нахождения сосуда с водой в Полях Энергии Сотворения, которые вызываются, как было сказано выше, целительным буклетом, молекулы воды активизируются, то есть становятся живыми — информационно-активными, творящими жизнь.

Как применять водичку

Живую воду принимают по полстакана 3 раза в день: утром — натощак, в течение дня — за полчаса перед едой. Если у вас есть желание пить ее чаще, пейте на здоровье.

Только помните, что эффективность вашего лечения будет зависеть не от того, какое количество воды вы выпьете в течение суток, а от того, насколько полноценно вы будете выполнять весь комплекс заочного лечения.

Живая вода оказывает положительное лечебное воздействие на все системы организма и на организм в целом. Ее используют для умывания, для протирания пораженных участков кожи, закапывают в глаза, в уши, в нос.

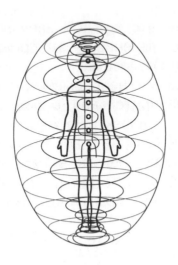

ПРАКТИКА ЗАОЧНОГО ЛЕЧЕНИЯ

Ничего особенного сторонний наблюдатель не увидит...

Если со стороны посмотреть на человека, проводящего заочный сеанс, то ничего особенного или сложного сторонний наблюдатель не увидит.

Почему?

Да потому, что каждый заочный сеанс, как и само заочное лечение, — это прежде всего внутренняя работа человека.

Очень сложная, непрерывная, последовательная, порой изнурительная, особенно на первых этапах, когда человек еще многого не понимает, не представляет, не знает. Но как только человек начинает даже еще не видеть, а чувствовать результат этой работы, как только начинает оживать и распахивать крылья его Душа, как только он начинает ощущать своего Ангела и понимать, что он — Человек — есть **Душа** + **Он** + **Ангел**, заочный сеанс становится для него неотъемлемой частью жизни — родником, источником, дающим силу ЖИТЬ!

Важно!

Итак, ты решил провести заочный сеанс (неважно, какую программу при этом ты выберешь).[1]

Запомни два важнейших момента:

1. Заочный сеанс не может состояться без наличия «Знаков Призыва Энергии» (об этом мы говорили чуть выше).

2. Заочный сеанс не может состояться, если не будет осуществлен *вход в заочный сеанс*, то есть проведена процедура предварительной подготовки.

Вход в заочный сеанс

Предварительная подготовка к заочному сеансу

В заочном сеансе решающим, главным фактором, определяющим в дальнейшем весь ход и эффективность сеанса, является внутренняя готовность человека к нему, то есть *предварительная подготовка*. От того, насколько добросовестно и тщательно ты подготовишь себя к заочному сеансу, зависит все остальное: и сам процесс его проведения, и эффективность-результативность сеанса.

Предварительная подготовка в первые дни и, может, даже месяцы будет занимать у тебя доста-

---

[1] О различных программах заочных сеансов см. ниже — *прим. ред.*

точно много времени, пока ты не научишься быстро вступать в контакт с Энергией Сотворения через своего Ангела.[1]

Таким образом, главная цель предварительной подготовки — установить тесный «контакт»-взаимодействие со своим Ангелом!

Если это происходит, ты свободно и легко входишь в основной заочный сеанс. Если тебе не удается соединиться со своим Ангелом, все остальное теряет смысл, ибо *заочный сеанс — это взаимодействие с Энергией Сотворения через твоего Ангела.*

А если Ангел тебя не слышит и не понимает того, что ты хочешь, то и животворящие, возрождающие потоки Энергии не войдут в тебя.

Обратите внимание!

Некоторые мои пациенты, много лет проходящие очные сеансы, до сих пор не умеют проводить заочные сеансы именно потому, что не уделяют должного внимания предварительной подготовке. Мало того, часть пациентов, находясь в самом лечебном зале, на очном лечении, не проведя соответствующей подготовки для входа в сеанс, сетуют, что лечение идет малоэффективно, и пишут мне об этом, не понимая, в чем дело. А все очень просто. Если нет внутреннего спокой-

---

[1] Подробнее об Ангеле см. книги «Исцеление Души», «Диалог с Доктором» ч. 1 и ч. 2, «Заочное лечение. 500 ответов на вопросы пациентов Доктора» — *прим. ред.*

ствия, внутренней готовности к проведению сеанса, если в своих мыслях ты все время куда-то спешишь, что-то делаешь, решаешь какие-то задачи, споришь, доказываешь, то есть, находишься не в себе, а где-то в другом месте, — ни о каком эффективном сеансе не может быть и речи.

Ангел должен знать, что ты именно сейчас готов к сеансу! Он должен почувствовать твое внутреннее спокойствие и расслабление.

Создайте условия для заочного сеанса

Знаю, какие сложности вначале ждут каждого. Да, это не так просто сделать. Поэтому рекомендую следующее: заранее готовь себя к заочному лечению, то есть определи для себя время его проведения и обязательно накануне вечером и утром, планируя свой день, включай в этот план заочный сеанс и сопутствующие ему процедуры.

Комната, в которой ты проводишь сеанс, должна быть предварительно проветрена, и в ней не должно быть никаких раздражающих запахов. Желательно, чтобы звучала тихая спокойная музыка, причем рассчитай, чтобы ее звучание не прерывалось в ходе сеанса (таким образом, время звучания должно быть не менее одной стороны кассеты).

Мелодия не должна быть разноплановой, то есть это должно быть одно произведение или часть произведения — надо потрудиться и сделать для себя такую запись.

Если у тебя нет возможности музыкального сопровождения — можно обойтись и без него.

Если ты пришел с работы, не приступай сразу к заочному сеансу. Постарайся в течение определенного времени освободиться от напряжения рабочего дня, может быть, даже прими душ, внутренне успокойся и только после этого начинай вход в сеанс. Помни: насколько тебе удастся отвлечься от повседневной суеты и забот, настолько качественно пройдет весь последующий сеанс!

Главное желание

В ходе лечебной серии, перед началом каждого Основного сеанса, я провожу с пациентами процедуру-Действо входа в информационные Поля Энергии Сотворения, без чего невозможно реальное «сражение» с болезнью.

Человек входит в зал, неся с собой все свои обычные-привычные проблемы, включая заботы, тревоги, волнения, переживания, страдания, телесную и душевную боль, недовольство, неудовлетворенность и даже озлобленность, злобу, раздражение и т. д. и т. п. Все это постоянно живет с ним, то есть заполняет его Мир в его повседневной жизни, оказывая негативное — разрушительное — действие на все его Тела, включая Плоть — Физическое тело. При этом невозможно провести грань между осознанным и неосознанным негативным влиянием человека на самого себя, потому что все сплетено в единое «поле разрушения». И если в начале каждого сеанса «не освободить» человека от данного влияния, то все последующие усилия, и мои, и самого пациента, будут напрасными.

Каждый человек в ходе сеанса должен не просто «войти» в соприкосновение с Энергией Сотворения. Он обязан пребывать в Ее высококонцентрированных Полях как можно дольше и, более того, научиться удерживать эти Поля в своем Мире и после сеанса, то есть в процессе своей повседневной жизни. Если ему это не удастся, то вновь начнет истощаться, ослабевать его система Тонкого тела, что, в свою очередь, приведет к тому, что организм не сможет бороться с болезнью. А ведь эта борьба должна продолжаться постоянно, ежесекундно, до полного освобождения всего организма от болезни, причем и в последующем именно поддержание этой системы на должном информационно-энергетическом уровне позволит человеку не болеть.

Главное желание является необходимым, важнейшим элементом «процедуры» освобождения Мира конкретного человека от вышеназванных негативных влияний. Но не только.

Сознательный «вход» человека в Главное желание представляет собой не столько конкретное, переданное словами желание, сколько чувственное, внутреннее ощущение единения человека с его будущим. Это прыжок сквозь время и это пребывание в Вечности, в которой нет ни движения, ни времени. В этом желании присутствует одновременно все: и прошлое, и настоящее (миг), и будущее. При этом человек чувствует себя здоровым и счастливым, наполненным любовью и пребывающим в Мире любви, он чувствует свое единение со Вселенной, с Богом. У него нет земного возраста, он ребенок, он дитя, и у него все еще впереди. Перед ним — удивительная, неведомая, загадочная, манящая земная жизнь...[1]

Я не могу передать словами, фразами, многочисленными предложениями это воистину божественное чувство — Главное желание. Его можно только чувствовать, и с ним человек должен жить. К сожалению, оно забыто подавляющим большинством людей нашей цивилизации. Но его необходимо пробуждать, его необходимо возрождать. Другого не дано, если ты решил преодолеть болезнь и прожить долгую и счастливую жизнь, мой дорогой.

Любое другое желание — это просто нормальное обычное желание в череде других земных желаний человека. И это обычное желание отличается от Главного тем, что Главное желание «слышит» Ангел, ибо оно идет от Души, минуя сознание человека. Главное желание открывает человека перед Живой Вселенной, перед Богом и делает его защищенным от многочисленных земных невзгод...

Вот почему вход в Главное желание во время очного и заочного лечения является исключительно, абсолютно необходимым, почти Божественным Действом для каждого человека.

---

[1] Подробнее о Главном желании см. книгу «Заочное лечение. 500 ответов на вопросы пациентов Доктора» — *прим. ред.*

Призыв Энергии

Используйте Знак Призыва Энергии

Вход в заочный сеанс осуществляется в *поле «Знака Призыва Энергии»*. Что это значит?

Книга

Это значит, что если ты выбираешь для призыва Энергии мою *книгу*, то открываешь ее на любой странице — то есть на той, которая тебе показалась интересной, необходимой именно сейчас и отражающей твое сиюминутное состояние, и начинаешь внимательно читать — входить в эту книгу. Этим ты начнешь привлекать к себе своего Ангела, а следовательно, и Энергию Сотворения.

Буклет

Для призыва Энергии ты можешь использовать и *целительный буклет* (не буклет, находящийся в книге, а отдельный энергетический буклет). Если он есть, то ты входишь в Поле Энергии с его помощью, бережно уложив его на пол (если ты будешь принимать сеанс сидя на стуле или в кресле) или на постель (если ты будешь принимать сеанс лежа), фотографией (или фотографиями — если у тебя буклет старого образца) вверх.

Как призывать Энергию

Совершив ритуал укладывания буклета, ты начинаешь призывать Энергию:

– поднимаешь руки вверх,
– делаешь глубокий вдох,
– медленно соединяешь ладошки, произнося тихонечко вслух свое Главное желание,
– и на выдохе спокойно ведешь руки вниз.

Причем выдоха может не хватить, поэтому можешь еще раз сделать вдох, при этом спокойно, очень плавно опуская руки вниз.[1]

После того как ты опустил руки, глаза твои уже закрыты, и ты пребываешь в том положении, в котором будешь принимать заочный сеанс.

Если ты стоишь, то, естественно, надо сесть, уложить руки на коленные суставы и находиться в таком положении.

Если ты лежишь, пожалуйста, лежи себе на здоровье.

Во время предварительной подготовки к сеансу ты можешь использовать для призыва Энергии и книгу, и буклет одновременно. На здоровье!

«Вход» в зал

Так, сидя или стоя на буклете, ты открываешь книжечку и начинаешь читать какие-то выдержки из нее (включающие в себя анкеты моих пациентов) и обязательно одну из Бесед с залом (при-

---

[1] Таким образом вы открываете свою систему Тонкого тела и оказываетесь полностью готовы к принятию потоков Энергии Сотворения — *прим. ред.*

чем можно читать Беседу не целиком, а только ее часть, ввиду того, что Беседы большие). [1]

В процессе чтения прервись немного, закрой глаза и мысленно «взлети» над Планетой, перенеся себя в мой город Санкт-Петербург в район Петропавловской крепости. Совсем рядом находится один из залов, где я провожу лечебные сеансы. Мысленно «войди» в зал и расположись удобно в одном из мягких кресел.

Обращение к Господу

Настроившись таким образом, уложи ладони на сердце, закрой глаза и вслух, тихо, почти шепотом, обратись к Господу через Ангела своего, произнося молитву, призывающую Энергию Сотворения:

Господи! Сердце, отданное Тебе,
отдаю только Тебе,
Все силы мира не разорвут той нити,
которая связывает и Тебя и меня.
Все силы враждебные отойдут и замрут
в недвижности и бездействии перед Любовью
и силой моего сердца и Твоего.
Да будет так.
Аминь.

В дальнейшем ты можешь «использовать» свою молитву. Свою — это значит не заученную

---

[1] Отрывки бесед Доктора с залом приведены в данной книге в разделе «Беседы с залом», полностью их можно найти в книгах «Исцеление души», «Свет заочного лечения. Живое слово», «Заочное лечение» книга 1, «Диалог с Доктором» ч. 1, ч. 2, ч. 3 — *прим. ред.*

чью-то, а свою, идущую от сердца и произносимую своими словами. Но ее ты начнешь «использовать» с того момента, когда твои взаимоотношения с Ангелом станут надежными и прочными. И если ты будешь делать все правильно, то есть стремиться к тому, чтобы Он тебя начал слышать и понимать, Его поддержку в своей жизни ты почувствуешь обязательно. Произойдет это далеко не сразу, именно поэтому ты еще долгое время будешь «пользоваться» молитвой, приведенной выше.

Варианты развития сеанса

В дальнейшем возможно несколько вариантов развития сеанса:

1. Тебя клонит в сон, и ты засыпаешь. Спи на здоровье — это замечательно. Это не просто сон — это сон основного заочного сеанса, который вполне может продлиться до утра, если ты проводишь заочный сеанс вечером.

2. Ты читаешь, и у тебя возникают различные ощущения в теле. Читаешь несколько страничек и затем переходишь к основному сеансу заочного лечения (см. ниже).

3. У тебя не возникает никаких ощущений. Читаешь несколько страниц любой моей книги, затем знакомишься с опытом заочного лечения моих пациентов, примеры которого приводятся в данной книге.[1]

---

[1] См. раздел «Опыт пациентов» — *прим. ред.*

— После этого встаешь ногами на целительный буклет и произносишь вслух еще раз молитву призыва Энергии Сотворения.[1]

— Поднимаешь руки вверх.

— Делаешь глубокий вдох. При этом четко формулируешь для себя свое Главное желание.

— Затем делаешь выдох и последующий вдох.

— Соединяешь руки ладошками над головой и медленно на выдохе ведешь их к чаше Сердца.

— Закрываешь глаза и пребываешь в таком состоянии 20–30 секунд.

— Открываешь глаза.

— Руки медленно опускаешь вниз.

— Усаживаешься в удобное кресло или укладываешься в кровать.

— Закрываешь глаза и входишь в основной сеанс заочного лечения.

Ничто и никто не должен тебе помешать, в том числе и твои собственные мысли! В противном случае сеанс не состоится, помни об этом!

Основное условие!

Помни, мой дорогой! Заочное лечение проводится исключительно по желанию, а не потому, что надо! Должна присутствовать внутренняя готовность к сеансу, страстное желание войти в потоки Животворящей Энергии Сотворения.

И не стремись вызвать в себе какие-либо ощущения, не прислушивайся к себе, затаив дыха-

---

[1] Если тебе по этическим, моральным или каким-то другим соображениям трудно встать на буклет с моей фотографией, можно расположить его рядом, ведь радиус действия буклета 5 метров — *прим. авт.*

ние, в надежде почувствовать что-то необычное. Как показывает многолетняя практика, больные выздоравливают, несмотря на полное отсутствие всяческих ощущений.

Если же почувствуешь поток ощущений, не стремись остановить его, отдайся во власть своего организма и Божественной Силы, входящей в тебя!

Главное в данном процессе — это твое желание, доверие своему организму и Энергии Сотворения, в Полях которой ты находишься.

Основной заочный сеанс

— Основной заочный сеанс проводится в тишине и покое.

— «Включение» в заочный сеанс каждый человек может провести по необходимости в любое время суток.

— Количество сеансов в течение дня определяется конкретно вами, в зависимости от тяжести вашего заболевания и потребности участия в сеансе.

Я знаю, что многие пациенты, страдающие онкологией, тяжелыми формами системных заболеваний, проводят два-три и более основных заочных сеансов в день. У некоторых время лечения составляет 6–8 часов ежедневно. Несомненно, не у каждого человека есть такая возможность. Работающему человеку, конечно же, лучше всего проводить заочный сеанс вечером, когда спадает суета уходящего дня.

Напоминаю! Я сейчас веду разговор об основном вечернем заочном сеансе![1]

Начало основного заочного сеанса

Осуществив предварительную подготовку к сеансу, вам следует представить меня, мой образ и вслух тихо призвать: «*Доктор, пребывай со мной*».

После этого вы находитесь с закрытыми глазами, по возможности не меняя положения тела, в течение 30–40 минут.

Во время сеанса мысленно ведите золотистый шар — поток — реки — ручейки Энергии в свое пораженное болезнью тело, не акцентируя внимания на том органе, который более всего поражен.

Помните, что ваша болезнь — это болезнь всего организма.

В ходе сеанса

У вас не получается ни представить золотистый шар Энергии, ни вести его, ну просто ничего не получается?

Не надо впадать в панику или говорить себе, что я какой-то не такой, как другие, и у меня вообще ничего не получится. Вовсе необязательно,

---
[1] О вариантах заочных сеансов см. ниже — *прим. ред.*

чтобы все шло так, как изложено в моей книге и в моих рекомендациях. Можно просто закрыть глаза и принимать заочный сеанс.

Но!!! При этом вы ни в коем случае не должны отвлекать себя на «решение» каких-то жизненных проблем. Необходимо заставить себя находиться в себе, то есть в своей жизни.

Это довольно трудно — все время не давать себе возможности отвлечься на что-то. Но стремиться к этому и сделать это надо, иначе полноценного сеанса не получится.

Что значит пребывать в своей жизни?

Это значит вспомнить какой-либо миг, момент, эпизод своего прошлого и пребывать в нем в течение всего основного сеанса, и на каждом последующем основном сеансе входить в какую-либо часть своей прожитой жизни. При этом созерцать все спокойно и ни в коем случае не корить себя, не «уничтожать» за ошибки прошлого. Лучше попросить прощения у себя и покаяться перед собой, своим организмом и Ангелом за причиненное себе зло.

Во время основного сеанса могут возникать различные ощущения, в том числе неприятные, связанные с возникновением диагностического периода[1]. Не волнуйтесь и уж тем более не бойтесь, шепотом попросите Энергию унять боль, и это произойдет.

Завершая сеанс, в последние 5–10 минут обязательно представьте себя здоровым и счастли-

---

[1] О диагностическом периоде подробнее см. в книге «Заочное лечение. 500 ответов на вопросы пациентов Доктора» — *прим. ред.*

вым человеком, то есть войдите в тот миг своей жизни, когда еще не было болезни. Причем необходимо каждый раз пытаться почувствовать это состояние в полном объеме, то есть и физически, и психологически. Нет никакой боли, нет никакой болезни, нет одиночества и безысходности...

Завершение основного заочного сеанса

— Уже буквально на финале сеанса сосредоточьтесь на своем Главном желании.
— Откройте глаза.
— Поднимите руки вверх, вслух произнесите его и поблагодарите Господа за то, что имеете возможность пребывать в Чудодейственных потоках Его Энергии Сотворения.
— Затем, соединив над головой ладошки, при спокойном дыхании плавно опустите руки вниз.
— Сделайте глубокий вдох, задержите дыхание, при этом полностью сосредоточившись на Главном желании.
— Уложите руки на сердце, дыхание спокойное. Закройте глаза и пребывайте в состоянии покоя в течение 30–40 секунд с одной мыслью — вашим Главным желанием. Таким образом вы закрываете систему Тонкого тела.

По времени основной заочный сеанс идет столько, сколько вы чувствуете «работу» Энергии, все будет зависеть от вашего желания. Он может длиться и 5 минут, и 40 минут, или же он может перейти в сон (который у многих моих пациентов длится до самого утра).

Но в любом случае, если вы сознательно прерываете сеанс, я советую завершить его так, как я описал его в предыдущем абзаце.

После этого, если вы не настроены в силу каких-либо причин делать энергетические упражнения, вы встаете, делаете вдох, соединяете ладошки над головой и медленно на выдохе опускаете руки вниз и идете по своим делам. Если это вечернее время суток, то лучшим завершением заочного сеанса может стать только сон!

Если вы собираетесь продолжить общение с Энергией, то после основного сеанса не надо закрывать систему Тонкого тела. Вы просто начинаете выполнять **Главный комплекс энергетической гимнастики,** а затем, если есть желание и необходимость, подключаете **Дополнительный комплекс**[1].

Если чувствуете, что хочется спать, — укладывайтесь на здоровье, и доброго вам сна. Можете принять душ. После душа не обтирайте тело, а просто накиньте махровый халат. Не пользуйтесь феном. Если вы намочили волосы, лучше просушите их полотенцем и накиньте на голову сухое полотенце.

Телевизор перед сном неуместен, тем более что вы только что провели заочный сеанс. (Как неуместен телевизор в спальне вообще.)

Пожелайте спокойной ночи членам своей семьи, если вы не сделали этого раньше и если, естественно, они еще не спят.

---

[1] Комплексы упражнений приведены в данной книге в соответствующих разделах — *прим. ред.*

После того как вы легли в постель, закройте глаза и проанализируйте-проживите прошедший день последовательно — с того момента, как вы проснулись, до данного мгновения. Поблагодарите Ангела своего (а через Него — Господа нашего), что хранил вас в течение дня. Попросите у Него прощения за ошибки, которых не удалось избежать. Попросите прощения у людей, которых вольно или невольно обидели, и пусть Ангел простит вас за ваше несовершенство.

Перенесите мысленно себя в день следующий, в «исходную» точку, когда вы утром откроете глаза. Спланируйте мысленно основные моменты следующего дня и «сообщите» их Ангелу. Теперь можете спокойно спать. Если сон не идет, рекомендую вспомнить хорошие, счастливые мгновения вашей жизни, пусть они наполнят вас радостью и светом. Спокойной ночи, дорогой мой человек!

Обращаю особое внимание! После проведения вечернего заочного сеанса (в который входит и энергетическая гимнастика, выполненная при наличии у человека желания) никаких дел, кроме сна, у вас уже **быть не может!**

Если вы имеете возможность проводить основной заочный сеанс в дневное время, то после его проведения необходимо выполнить **Полный комплекс целительных упражнений**, изложенный ниже. Это касается и тех, кто находит время и силы и проводит этот комплекс вечером после работы.[1]

---

[1] Полный комплекс энергетических упражнений – это Главный комплекс + Дополнительный. Упражнения Дополнительного комплекса человек выбирает для себя сам в зависимости от специфики его доминирующего заболевания. – *прим. ред.*

Варианты основных заочных сеансов

А сейчас, мой дорогой, я хочу рассказать тебе о том, какие варианты основных заочных сеансов я выделяю на сегодняшний день. Эти знания, я надеюсь, помогут тебе классифицировать то, что тебе уже известно.

Варианты основных заочных сеансов:

1. Главный Храмовый основной сеанс проводится по воскресеньям с 21.00 до 21.30 по московскому времени. Сегодня в нем принимают участие миллионы и миллионы людей всего земного шара.

Несомненно, участие в этом сеансе может принимать каждый, но я рекомендую принимать его тем, у кого время совпадает с московским или у кого еще не поздняя глубокая ночь. То есть принуждать себя не надо и не надо просыпаться среди ночи, чтобы принять участие в этом сеансе, если ваше заболевание не в терминальной критической стадии, когда врачи уже не дали вам ни одного, даже маленького, шанса на жизнь.[1]

Кроме того, этот сеанс обязателен для больных с тяжелейшими формами заболеваний. Где бы вы ни находились, в каком бы регионе мира ни жили, несмотря на значительную разницу во времени, вам необходим этот вариант заочного сеанса!

В процессе лечения многие пациенты достигают такого высочайшего уровня взаимоот-

---

[1] Подробнее об этом см. в книге «Заочное лечение. 500 ответов на вопросы пациентов Доктора» — *прим. ред.*

ношения с Энергией Сотворения через Ангела своего, что Главный Храмовый заочный сеанс начинается для них даже тогда, когда они забыли о времени его проведения по тем или иным причинам и не провели предварительной подготовки. Это уже настоящий пик — Вершина взаимодействия с Полями Энергии Сотворения, которой человек достигал в первые тысячелетия после Творения.

2. Основной вечерний сеанс проводится ежедневно или через день (или по вашему усмотрению). Здесь очень важно, как, впрочем, и при любой форме взаимодействия с Полями Энергии Сотворения, иметь настрой на сеанс. Поэтому этот сеанс проводится не всегда со строгой периодичностью, а вернее сказать, он, как правило, проводится не по строго запланированному графику, а по желанию — готовности человека.

3. Заочный сеанс по необходимости проводится в любое время суток. Его проведение обусловлено внезапно наступившим обострением болезни, резко возникшим болевым синдромом, ухудшением самочувствия или состояния или же внезапно возникшими жизненными трудностями.

4. Беспрерывный заочный сеанс проводят больные с тяжелейшими заболеваниями. Суть его заключается в том, что в течение суток человек проводит целую серию следующих друг за другом заочных сеансов, делая при этом лишь короткие временные перерывы (по усмотрению и желанию пациента). Количество таких сеансов определяется конкретно вами и зависит от вашего желания проводить их, а не только от тяжести заболевания.

Многие пациенты, страдающие тяжелейшими заболеваниями, проводят до 8–10 сеансов в течение суток с общей продолжительностью по времени в 6–8 часов. Несомненно, что не каждый человек способен проводить данный вариант заочного сеанса, ведь для этого необходимо не только страстное желание выздороветь, но и упорство, мужество и вера в себя и в удивительную Силу Живой Вселенной.

Программы заочных сеансов

Прежде чем ты, мой дорогой, обратишься к разделу «Энергетические упражнения», я хочу предложить тебе несколько программ заочных сеансов, которые помогут тебе сориентироваться в том объеме информации, который представлен в данной книге или уже известен тебе на сегодняшний день из моих предыдущих книг.

Итак, сегодня для проведения заочного сеанса ты имеешь определенное количество свободного времени, у тебя определенное настроение и состояние Души. Тебе хочется расслабиться или, наоборот, взбодриться, поднять тонус своего организма. Ты хочешь спокойно уснуть, а сон не идет к тебе, или же тебе необходима бодрость, а ты ослаблен, тебе нездоровится.

Что тебе выбрать: основной заочный сеанс или энергетические упражнения?

Я условно выделил три вида программ заочных сеансов, которые и предлагаю тебе на выбор.

Виды программ заочных сеансов:
1. Программа большого (классического) заочного сеанса включает в себя:
– предварительную подготовку (настрой на заочный сеанс);
– основной заочный сеанс;
– комплекс целительных процедур (энергетические упражнения);
– выход из сеанса.

Такой сеанс проводится, как правило, в выходные дни, потому что он требует большого количества времени.

2. Программа обычного заочного сеанса состоит из:
– предварительной подготовки;
– комплекса энергетических процедур;
– выхода из сеанса.

Такой сеанс удобнее всего проводить в обычные рабочие дни по утрам.

3. Вечером перед сном проводится **вечерний заочный сеанс**, включающий:
– предварительную подготовку;
– основной заочный сеанс;
– некоторые элементы энергетических упражнений (выбор определяется желанием человека);
– выход из сеанса.

Ознакомившись с программами заочных сеансов, ты, мой дорогой, наверное, заметил, что **предварительная подготовка — вход в сеанс** составляет основу всех трех видов программ, и обойти ее не представляется возможным. Посему обрати особое внимание именно на этот раздел книги, где говорится о подготовительной части заочного сеанса. Кроме того, не забывай и о заключительной «процедуре» выхода из сеанса, ибо она позволит тебе сохранить то, что ты «приобрел» в процессе данного заочного сеанса!

Выход из заочного сеанса

Процедура выхода из заочного сеанса является такой же важнейшей составляющей его частью, как и любой элемент заочного сеанса, игнорирование которого может привести только к одному — к отсутствию результата лечения.

Как вы помните, началом заочного сеанса является процедура входа в сеанс — предварительная подготовка к нему. Ее основная и главная цель состоит не только в психологическом, душевном, внутреннем настрое на сеанс, но и в обретении или восстановлении естественной способности человека раскрыть себя — свою систему Отражающего слоя системы Тонкого тела[1] перед входящими Полями Энергии Сотворения. Вот почему так важна процедура входа в сеанс.

Процедура выхода из сеанса является заключительной и очень значимой фазой заочного сеанса. Ее цель — «закрыть» Отражающий слой системы Тонкого тела и таким образом сохранить все, что было достигнуто и получено в ходе заочного

---

[1] Подробнее об этом см. книги «Человек и Вселенная» и «Путь к здоровью» — *прим. ред.*

сеанса, а не только оградить тебя, мой дорогой человек, от различных негативных влияний внешнего мира.

Варианты выхода из заочного сеанса

1. Если вы завершаете заочный сеанс энергетическими упражнениями, то после выполнения последней процедуры вы укладываете руки на сердце, закрываете глаза и тихо, шепотом, спокойно, не спеша произносите добрую молитву, в которой обязательно благодарите Господа и Ангела своего за то, что дали вам возможность пребывать в потоках животворящей Силы — Энергии Сотворения. После этого вы медленно поднимаете руки к небу, делаете глубокий вдох, при этом вслух, тихо, почти шепотом, но очень четко произносите свое Главное желание (позволю себе напомнить, что оно должно быть сформулировано максимум в двух предложениях!) и на медленном выдохе спокойно, без резких движений, соединив руки ладошками над головой, ведете их вниз, строго по воображаемой линии основной артерии Божественного канала — то есть посередине туловища. После этого буквально на несколько секунд закройте глаза и постарайтесь «увидеть и ощутить» себя в состоянии исполненного Главного желания. И только после этого примите душ и... продолжайте жизнь свою.

2. Если вы проводите только основной заочный сеанс, то после его завершения проведите процедуру выхода из заочного сеанса исключительно согласно варианту 1.

3. Если Вы проводите заочный сеанс в дороге (в автобусе, поезде, самолете и т. п.), то есть

в окружении людей, где не то что провести энергетическую процедуру невозможно, нет возможности даже молитву и Главное желание произнести шепотом, то в этом случае процедура выхода из сеанса все равно должна идти исключительно согласно варианту 1.

Только все необходимое вы делаете молча, с закрытыми глазами — основную роль здесь должно сыграть ваше воображение. Но только помните, что это исключительный случай, а не постоянная практика такого рода заочного лечения!

На столике, на прикроватной тумбочке или в любом месте спальни обязательно должна находиться ваша фотография, на которой вы молоды, здоровы и счастливы. Во время проведения заочного лечения (или молитвы) и совершая ритуал выхода из сеанса периодически смотрите на нее. Это один из важнейших элементов программы обретения здоровья, преодоления и профилактики наступления старения!

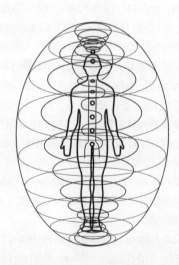

ЭНЕРГЕТИЧЕСКИЕ УПРАЖНЕНИЯ

Итак, проведя предварительную подготовку к сеансу и, в случае классического и вечернего заочных сеансов, основной сеанс, ты готов приступить к активной части заочного лечения — к энергетической гимнастике.

Обрати внимание на следующее:

Энергетические упражнения выполняются исключительно в состоянии покоя Души и мысли! Ты никуда не спешишь, не торопишься, ты в уединении, наедине с самим собой и Вселенной.

Перед началом энергетических упражнений поставь стакан воды на буклет!

Энергетические упражнения выполняются стоя на буклете. Если состояние твоего здоровья не позволяет тебе стоять, и ты делаешь энергетическую гимнастику лежа, буклеты (1–5 шт.) следует разместить по ходу позвоночника (фотографией кверху).

При выполнении энергетических упражнений вдох необходимо делать через нос, а выдох — так, как тебе удобно.

Определись четко, каким количеством времени ты располагаешь, и в соответствии с этим выбери для себя тот комплекс упражнений, который тебе в данный момент есть возможность выполнить. Но помни, что выполнение Главного комплекса энергетических упражнений (первой его половины — утром, второй — вечером) является обязательным, а вот остальные упражнения ты можешь выбирать для себя самостоятельно. В зависимости от количества времени, настроения, самочувствия комбинации упражнений, выбранных тобою, безусловно, будут меняться. Это нормально и даже правильно, мой дорогой.

Помни, что если ты не будешь стоять на буклете или рядом с буклетом (лежать на трех буклетах, расположенных по ходу позвоночника), не будешь «вести» мысленно Энергию, и твои движения будут быстрыми и резкими, у тебя ничего не получится! Ты превратишь эти упражнения в чисто физические, причем не самые лучшие и не очень эффективные. Если ты находишься в тяжелом физическом состоянии, если у тебя не двигаются ни руки, ни ноги, проводи все энергетические процедуры мысленно, представляя, что твои конечности работают.

Помни, что нельзя нарушать последовательность выполнения упражнений, составляющих Главный комплекс энергетической гимнастики! Это значит, что если ты выполняешь комплекс упражнений, направленных на восстановление системы Тонкого тела, то ты должен провести этот комплекс от начала и до конца в той последовательности, которая изложена ниже. Нельзя перескакивать из одного комплекса в другой, не завершив первый! (То есть нельзя самопроизвольно выбрать часть упражнений на восстановление системы Тонкого тела и часть упражнений на восстановление энергетических артерий и каналов.)

Не забудь, что независимо от того, на каком упражнении ты прерываешь свои занятия, тебе необходимо закрыть систему Тонкого тела, то есть поднять на вдохе руки вверх и, соединив над головой ладошки, при спокойном дыхании плавно опустить руки вниз. После этого желательно положить руки на сердце и, полностью расслабившись, несколько секунд побыть в этом состоянии, пожелать себе удачи и исполнения всех намеченных на этот или следующий день планов. Таким образом ты спокойно выйдешь из заочного сеанса.

Если во время энергетических упражнений у тебя возникнут бурные и болезненные реакции и состояния, необходимо тут же прервать упражнения и постараться отдохнуть. В последующем энергетические упражнения следует проводить в щадящем режиме.

В стадии обострения твоего заболевания, когда боли очень сильные, энергетические упражнения лучше не проводить, а пользоваться просто буклетом для снятия болей, водичкой и книгой. По мере стихания болей энергетические упражнения можно проводить, но в щадящем-легком режиме. Упражнения не должны вызывать или усиливать боль, они призваны снимать или значительно ее уменьшать.

Напоминаю! Людям, страдающим нарушениями психики, заочное лечение и, как составная его часть, энергетические упражнения противопоказаны!

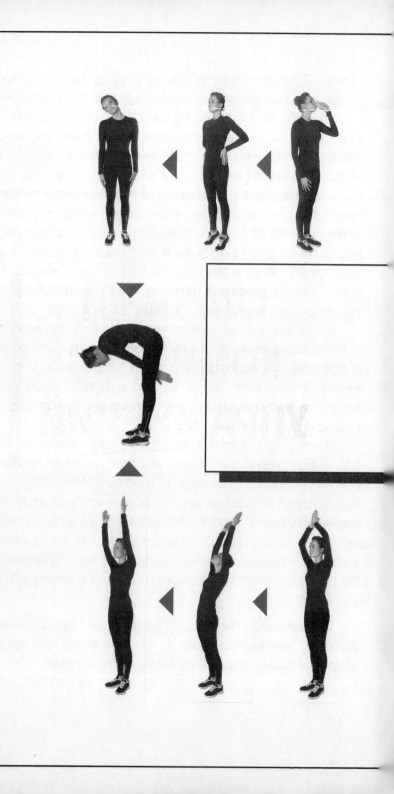

ГЛАВНЫЙ КОМПЛЕКС УПРАЖНЕНИЙ

ВОССТАНОВЛЕНИЕ ЭНЕРГЕТИЧЕСКИХ АРТЕРИЙ И КАНАЛОВ

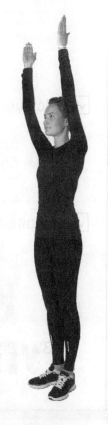

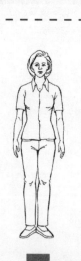

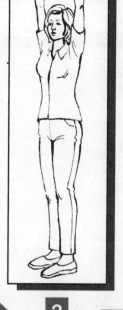

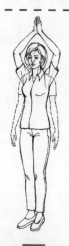

1 → **2** → **3**

☑ **Исходное положение**

1. Встаем и стоим на буклете. Руки свободно свисают.

☑ **Порядок выполнения**

2. Нехотя, лениво, плавно начинаем поднимать руки вверх. Руки вверху, обращены ладошками друг к другу на расстоянии 80–100 см.

3. Делаем глубокий вдох и соединяем ладошки над головой. Строго по воображаемой центральной линии туловища на выдохе опускаем соединенные ладошками руки вниз и в низу живота разводим. Вдох. Дыхание нормальное. Руки свободно свисают.

☑ **Количество повторений**

Повторяем упражнение 3–5 раз.

ВОССТАНОВЛЕНИЕ ЭНЕРГЕТИЧЕСКИХ АРТЕРИЙ И КАНАЛОВ

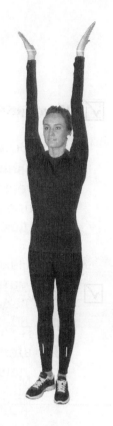
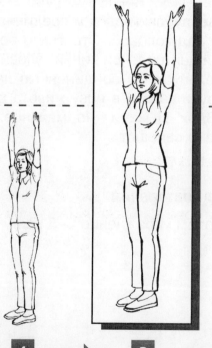
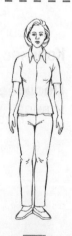

1 → **2** → **3**

☑ **Исходное положение**

1. Стоим на буклете. Поднимаем руки вверх. Руки прямые, не согнуты в локтевых суставах, разведены на ширину плеч.

☑ **Порядок выполнения**

2. Потягиваемся, тянем все свое тело на вдохе вверх. Пятки от пола не отрываем.

3. Медленный выдох, и руки спокойно, плавно опускаем вниз.

☑ **Количество повторений**

После упражнения — пауза 5–10 секунд, и вновь повторяем упражнение 3–5 раз.

ВОССТАНОВЛЕНИЕ ЭНЕРГЕТИЧЕСКИХ АРТЕРИЙ И КАНАЛОВ

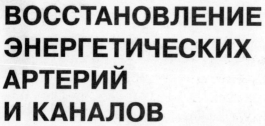

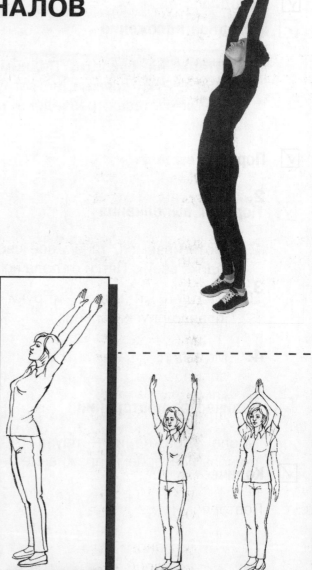

1 → 2 → 3 → 4

☑ Исходное положение

1. Стоим на буклете. Поднимаем руки вверх. Руки прямые, не согнуты в локтевых суставах, разведены на ширину плеч. Дыхание свободное.

☑ Порядок выполнения

2. Медленно и осторожно прогибаемся назад. Вдох.
   Прогнувшись, остаемся в такой позиции 3–5 секунд.

3. Возвращаемся в исходное положение. Выдох. Дыхание спокойное и свободное.

4. Медленно соединяем ладошки над головой и опускаем соединенные ладошками руки вниз и в низу живота разводим. Руки свободно свисают.

☑ Количество повторений

Повторяем упражнение 3–5 раз.

ВОССТАНОВЛЕНИЕ ЭНЕРГЕТИЧЕСКИХ АРТЕРИЙ И КАНАЛОВ

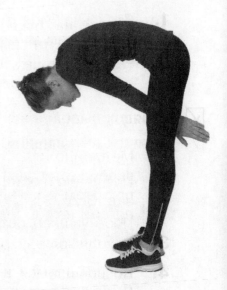

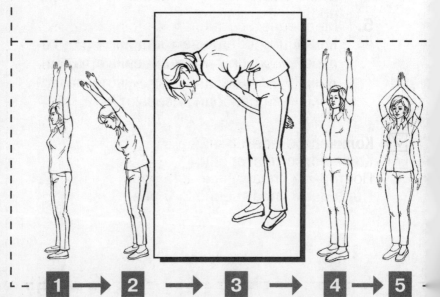

1 → 2 → 3 → 4 → 5

☑ **Исходное положение**

1. Стоим на буклете. Ноги на ширине плеч. Поднимаем руки вверх. Дыхание свободное.

☑ **Порядок выполнения**

2. Медленно и осторожно наклоняемся вперед, стараясь изогнуть спину дугой, при этом руки идут не к полу, а между ногами назад. Выдох.

3. Находимся в такой позиции 3–5 секунд.

4. Возвращаемся в исходное положение. Вдох. Дыхание спокойное и свободное.

5. Медленно соединяем ладошки над головой и опускаем соединенные ладошками руки вниз и в низу живота разводим. Руки свободно свисают.

☑ **Количество повторений**

Повторяем упражнение 3–5 раз.

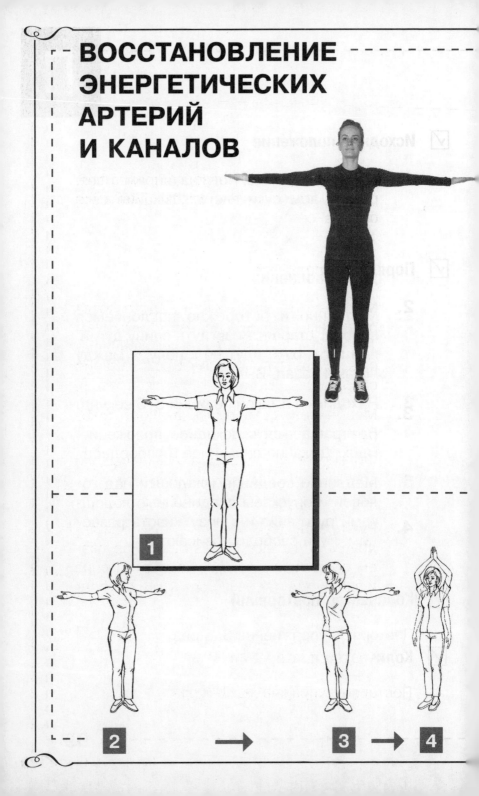

ВОССТАНОВЛЕНИЕ ЭНЕРГЕТИЧЕСКИХ АРТЕРИЙ И КАНАЛОВ

☑ **Исходное положение**

1. Стоим на буклете. Разводим руки в стороны. Положение — «крест». Дыхание свободное.

☑ **Порядок выполнения**

2. Медленно и осторожно на вдохе поворачиваем туловище вправо. Фиксируем 1–2 секунды и на выдохе возвращаемся в исходное положение. Вдох, дыхание свободное.

3. Медленно и осторожно на вдохе поворачиваем туловище влево.

    Фиксируем 1–2 секунды и на выдохе возвращаемся в исходное положение. Вдох, свободное дыхание.

4. Руки поднимаем вверх и соединяем ладошки над головой. Медленно опускаем соединенные ладошками руки вниз и в низу живота разводим. Руки свободно свисают.

☑ **Количество повторений**

Повторяем упражнение 3–5 раз.

ВОССТАНОВЛЕНИЕ ЭНЕРГЕТИЧЕСКИХ АРТЕРИЙ И КАНАЛОВ

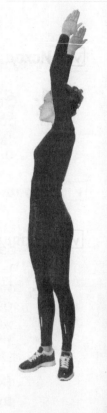

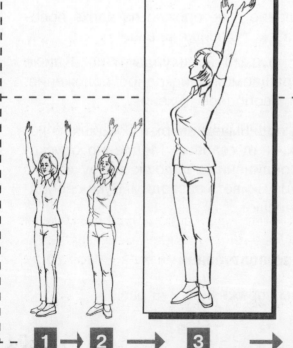

1 → 2 → 3 → 4 → 5

✓ **Исходное положение**

1. Стоим на буклете. Поднимаем руки вверх. Руки прямые, не согнутые в локтевых суставах, разведены на ширину плеч. Дыхание свободное.

✓ **Порядок выполнения**

2. На вдохе медленно и осторожно прогибаемся назад. Остаемся в таком положении 3–5 секунд, выдох.

3. На вдохе из этого положения медленно и осторожно поворачиваем туловище вправо.

   Фиксируем 1–2 секунды и на выдохе возвращаемся в исходное положение.

4. Руки соединяем ладошками и опускаем вниз.

5. Поднимаем руки вверх. Руки прямые, не согнутые в локтевых суставах, разведены на ширину плеч. Дыхание свободное.

Продолжение упражнения на стр. 104-105

ВОССТАНОВЛЕНИЕ ЭНЕРГЕТИЧЕСКИХ АРТЕРИЙ И КАНАЛОВ

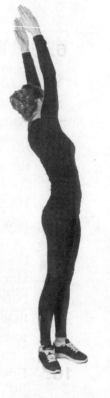
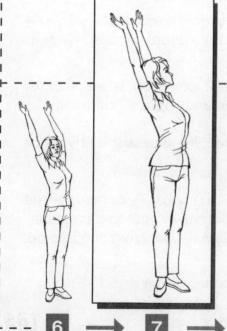
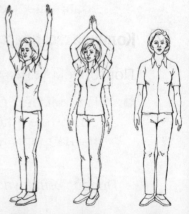

6 → 7 → 8 → 9 → 10

6. На вдохе медленно и осторожно прогибаемся назад. Остаемся в таком положении 3–5 секунд, выдох.

7. На вдохе из этого положения медленно и осторожно поворачиваем туловище влево. Фиксируем 1–2 секунды.

8. На выдохе возвращаемся в исходное положение.

9. Вдох, свободное дыхание. Руки поднимаем вверх и соединяем ладошками над головой. Медленно опускаем соединенные ладошками руки вниз и в низу живота разводим.

10. Руки свободно свисают.

☑ **Количество повторений**

Повторяем упражнение 2–3 раза.

ЗАВЕРШЕНИЕ ЦИКЛА УПРАЖНЕНИЙ А—Е

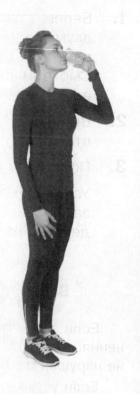

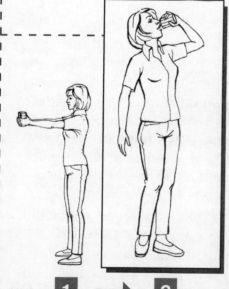

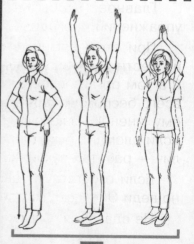

1 → 2 → 3

1. Берем стаканчик с водой, охватываем его двумя ладошками и держим перед своим лицом, руки при этом вытянуты.
   Смотрим сквозь водичку вперед и делаем вдох. Дыхание свободное.
2. Выпиваем один-два глотка водички и вновь ставим ее на буклет.
3. Повторяем упражнение А (стр. 93) один раз.

   Усаживаемся на стульчик и с закрытыми глазами отдыхаем 1–2 минуты. Ладошки можно держать на сердце или на ногах.

Внимание! Дорогой мой человек!

Если тебе тяжело делать даже такие упражнения, выполняй их по одному разу. Но выполняй, не нарушая последовательности.

Если устал, можешь присесть, отдохнуть и продолжить выполнять даже сидя.

Главное, чтобы выполнение энергетических упражнений проходило без насилия над собой.

При этом помни, что надо стараться мысленно вести Энергию и удерживать ее в той области и в том органе своего организма, который больше всего беспокоит тебя болью или в котором, по твоему мнению, заключена твоя основная проблема. Если сломана рука или нога, если парез или паралич — работай рукой, которая может двигаться.

Если отсутствуют движения вообще — мысленно веди Энергию, мысленно делай упражнения.

Не сдавайся! Слышишь, не сдавайся!

ВОССТАНОВЛЕНИЕ ЭНЕРГЕТИЧЕСКИХ АРТЕРИЙ И КАНАЛОВ

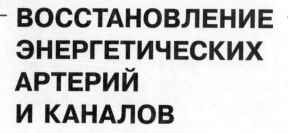

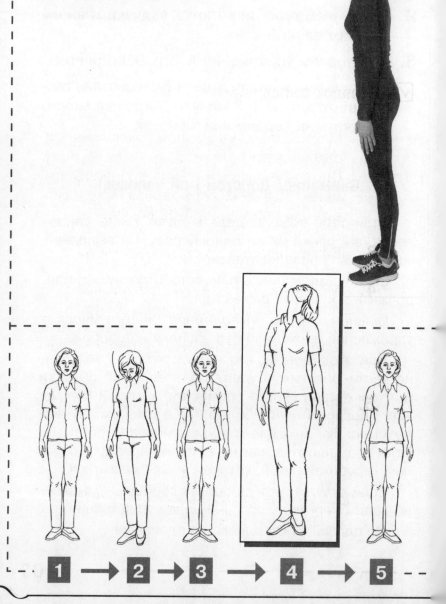

☑ **Исходное положение**

1. Сидя на стульчике или стоя на буклете.

☑ **Порядок выполнения**

2. Максимально наклоняем голову вперед, стараясь достать подбородком грудину. Определенные группы мышц шеи напряжены. Дыхание свободное. Находимся в таком положении 5–10 секунд.

3. Возвращаемся в исходную позицию.

4. Медленно, спокойно запрокидываем голову максимально возможно назад — уже другие мышцы шеи напряжены. Дыхание свободное. Находимся в таком положении 5–10 секунд.

5. Возвращаемся в исходную позицию. Отдыхаем 5 секунд.

Продолжение упражнения на стр. 110-111

ВОССТАНОВЛЕНИЕ ЭНЕРГЕТИЧЕСКИХ АРТЕРИЙ И КАНАЛОВ

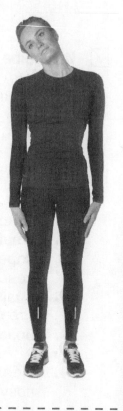

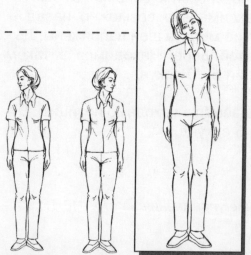

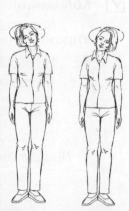

6 → 7 → 8 → 9 → 10

6. Медленный, спокойный, максимально возможный поворот головы вправо. Удерживаем голову в таком положении 5–10 секунд.

7. Медленно, спокойно ведем голову влево и удерживаем ее в этом положении 5–10 секунд. Отдых 5 секунд.

8. Наклон головы вправо — 5 секунд. Влево — 5 секунд.

9. Круговые движения головой в левую сторону 10–20 секунд.

10. Круговые движения головой в правую сторону 10–20 секунд.

☑ **Количество повторений**

Упражнение выполняется 1–2 раза.

ВОССТАНОВЛЕНИЕ ЭНЕРГЕТИЧЕСКИХ АРТЕРИЙ И КАНАЛОВ

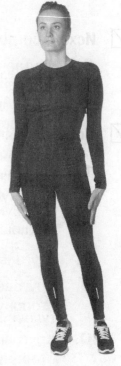

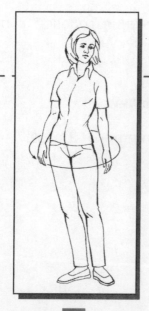

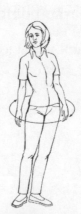

1 → 2

☑ Исходное положение

Стоим на буклете.

☑ Порядок выполнения

1. Круговые движения туловищем в левую сторону 10–20 секунд. Дыхание свободное, руки не напряжены, свисают вдоль туловища.

2. Круговые движения туловищем в правую сторону 10–20 секунд. Дыхание свободное, руки не напряжены, свисают вдоль туловища

☑ Количество повторений

Повторяем упражнение 3–5 раз.

ВОССТАНОВЛЕНИЕ ЭНЕРГЕТИЧЕСКИХ АРТЕРИЙ И КАНАЛОВ

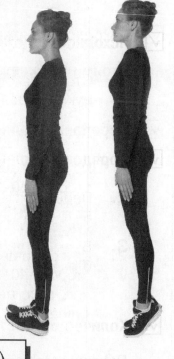

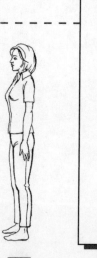
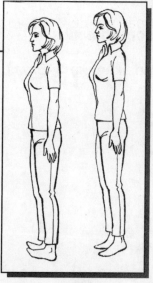
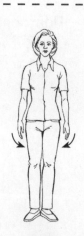

1 → **2** → **3**

☑ **Исходное положение**

1. Стоим на буклете. Дыхание свободное. Руки опущены, не напряжены.

☑ **Порядок выполнения**

2. Переваливаемся с пяточек на пальчики 5–10 раз.

3. Бьем ладошками себя по бедрам 5–6 раз.

☑ **Количество повторений**

Повторяем упражнение 3–5 раз.

ЗАВЕРШЕНИЕ ЦИКЛА УПРАЖНЕНИЙ Ж—И

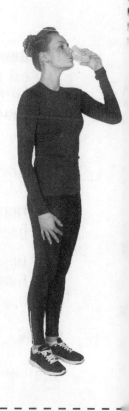

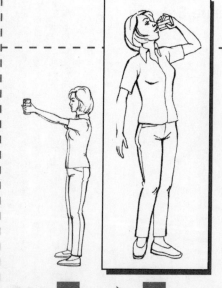

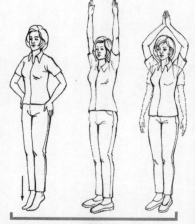

1 → **2** → **3**

1. Берем стаканчик с водой, охватываем его двумя ладошками и держим перед лицом — руки вытянуты. Смотрим сквозь водичку вперед и делаем вдох. Дыхание свободное.

2. Выпиваем один-два глоточка водички и ставим ее вновь на буклет.

3. Повторяем упражнение А (стр. 93) один раз.

Усаживаемся на стульчик и с закрытыми глазами отдыхаем 1–2 минуты. Ладошки при этом на сердце или на коленях.

ВОССТАНОВЛЕНИЕ ЭНЕРГЕТИЧЕСКИХ АРТЕРИЙ И КАНАЛОВ

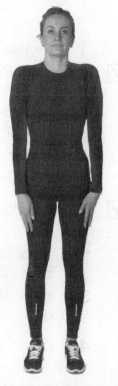
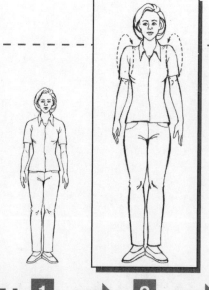
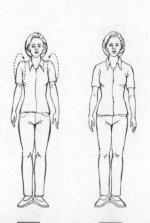

☑ **Исходное положение**

1. Свободно и расслабленно продолжаем стоять на буклете. Дыхание свободное, спокойное. Руки опущены.

☑ **Порядок выполнения**

2. Круговые движения плечевыми суставами вперед 5–10 раз.

3. Круговые движения плечевыми суставами назад 5–10 раз.

4. Отдых 10–20 секунд.

☑ **Количество повторений**

Повторяем упражнение 3–5 раз.

ВОССТАНОВЛЕНИЕ ЭНЕРГЕТИЧЕСКИХ АРТЕРИЙ И КАНАЛОВ

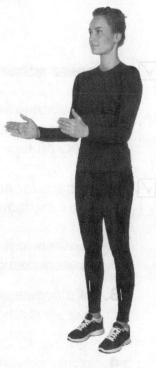

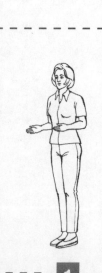 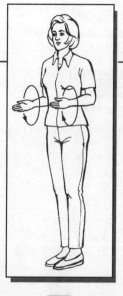 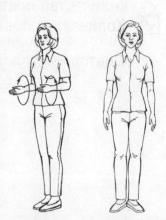

1 → 2 → 3 → 4

☑ **Исходное положение**

1. Стоим на буклете. Руки согнуты в локтевых суставах.

☑ **Порядок выполнения**

2. Круговые ротационные синхронные движения локтевыми суставами: правая рука вправо, левая рука влево 5–10 раз.

3. Круговые ротационные синхронные движения локтевыми суставами: правая рука влево, левая рука вправо 5–10 раз.

4. Опустили руки. Отдых 10–20 секунд.

☑ **Количество повторений**

Повторяем упражнение 3–5 раз.

ЗАВЕРШЕНИЕ ЦИКЛА УПРАЖНЕНИЙ К—Л

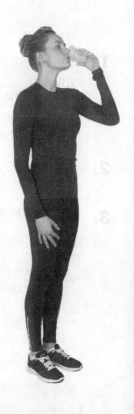
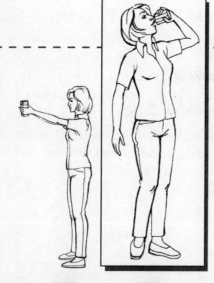
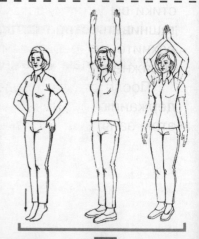

1 → 2 → 3

1. Берем стаканчик с водой, охватываем его двумя ладошками и держим перед своим лицом, руки при этом вытянуты. Смотрим сквозь водичку вперед и делаем вдох. Дыхание свободное.
2. Выпиваем один-два глотка водички и вновь ставим ее на буклет.
3. Повторяем упражнение А (стр. 93) один раз. Усаживаемся на стульчик и с закрытыми глазами отдыхаем 1–2 минуты. Ладошки можно держать на сердце или на коленях.

Напоминаю!

Если на каком-то этапе энергетической гимнастики вы устали, закружилась голова, стало подташнивать — прекратите упражнения. Лягте и отдохните, но перед этим обязательно выполните упражнение А.

После отдыха проведите упражнение по поддержанию сердечно-сосудистой системы и на этом занятия в этот день прекратите.

ВОССТАНОВЛЕНИЕ ЭНЕРГЕТИЧЕСКИХ АРТЕРИЙ И КАНАЛОВ

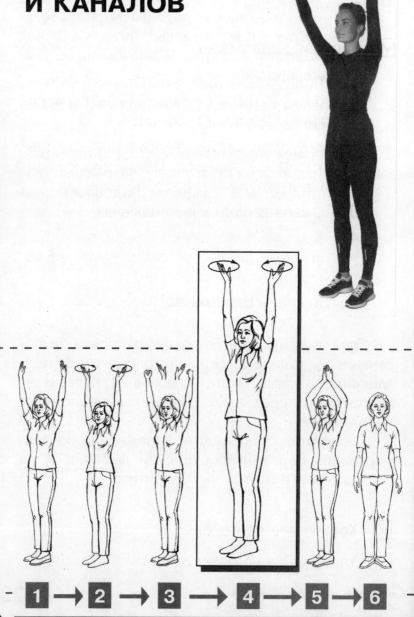

1 → 2 → 3 → 4 → 5 → 6

☑ **Исходное положение**

Стоим на буклете.

☑ **Порядок выполнения**

1. Поднимаем руки вверх. Старайтесь, чтобы в локтевых суставах они не были согнуты. Дыхание свободное.

2. Круговые кистевые ротационные синхронные движения правой рукой вправо, левой рукой влево 5–10 раз.

3. Сжимаем-разжимаем пальчики 5–10 раз.

4. Круговые кистевые ротационные синхронные движения правой рукой влево, левой рукой вправо 5–10 раз.

5. Хлопаем ладошками друг о друга, и руки падают вниз.

6. Руки свисают 2–3 секунды.

   Вновь поднимаем руки вверх, хлопаем ладошками друг о друга (см. положение 5), и руки падают вниз. Отдых 2–3 секунды.

   И вновь поднимаем руки, хлопаем ладошками друг о друга (см. положение 5), и руки падают вниз.

☑ **Количество повторений**

Упражнение делаем один раз.

ВОССТАНОВЛЕНИЕ ЭНЕРГЕТИЧЕСКИХ АРТЕРИЙ И КАНАЛОВ

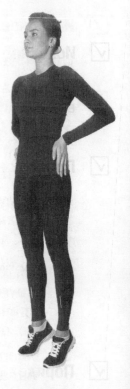

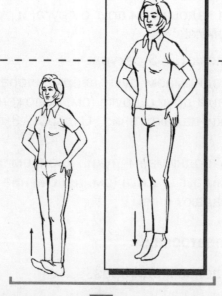

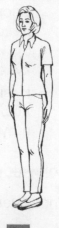

☑ **Исходное положение**

Стоим на буклете. Ладошки рук на бедрах в проекции тазобедренных суставов.

☑ **Порядок выполнения**

1. Переваливаемся с пяточек на пальчики, с пальчиков на пяточки не менее десяти раз.

2. Руки опущены. Вновь переваливаемся с пяточек на пальчики и с пальчиков на пяточки не менее десяти раз.

☑ **Порядок выполнения**

Упражнение делаем один раз.

ВОССТАНОВЛЕНИЕ ЭНЕРГЕТИЧЕСКИХ АРТЕРИЙ И КАНАЛОВ

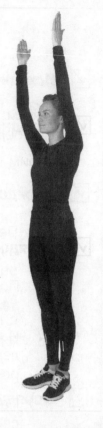
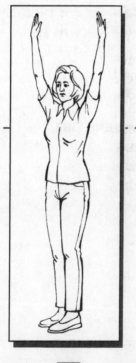
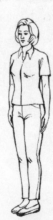

1 → 2

☑ **Исходное положение**

Стоим на буклете.

☑ **Порядок выполнения**

1. Поднимаем руки вверх. Полное расслабление. Вдох.
2. И на выдохе руки падают вниз без малейших физических усилий с вашей стороны.

   Пауза 5–10 секунд. Дыхание спокойное, свободное.

☑ **Количество повторений**

Повторяем эти движения 3–5 раз.

ВОССТАНОВЛЕНИЕ ЭНЕРГЕТИЧЕСКИХ АРТЕРИЙ И КАНАЛОВ

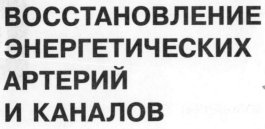

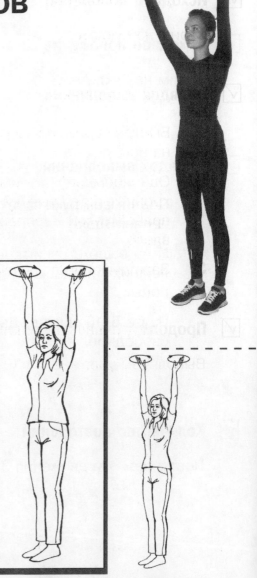

1 → 2 → 3

☑ **Исходное положение**

Стоим на буклете.

☑ **Порядок выполнения**

1. Быстро поднимаем и опускаем пальчики на ногах.
2. Одновременно с этим совершаем синхронные круговые кистевые движения правой рукой — вправо, левой рукой — влево.
3. Затем наоборот — тоже быстро.

☑ **Продолжительность выполнения**

Выполняем упражнение 10–20 секунд.

ВОССТАНОВЛЕНИЕ ЭНЕРГЕТИЧЕСКИХ АРТЕРИЙ И КАНАЛОВ

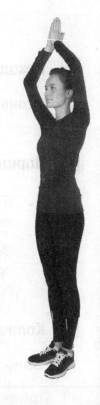
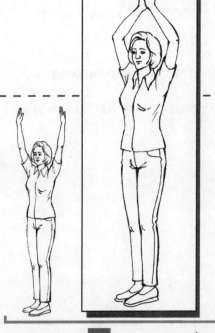
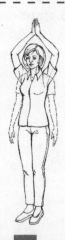

1 → **2**

☑ **Исходное положение**

Стоим на буклете.

☑ **Порядок выполнения**

1. Поднимаем руки вверх на вдохе.
2. Над головой соединяем ладошки и медленно на выдохе опускаем их вниз. Дыхание свободное.

☑ **Количество повторений**

Выполняем упражнение 1 раз.

ВОССТАНОВЛЕНИЕ ЭНЕРГЕТИЧЕСКИХ АРТЕРИЙ И КАНАЛОВ

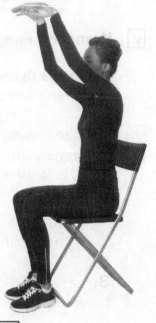

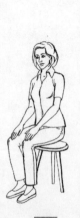 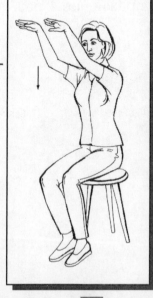 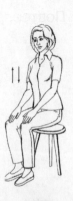

1 → **2** → **3**

☑ **Исходное положение**

1. Усаживаемся на стульчик. Отдыхаем. Руки на коленных суставах.

☑ **Порядок выполнения**

2. Поднимаем руки на вдохе над коленными суставами максимально высоко (ладошки расположены параллельно ногам).

3. На выдохе руки падают и бьют по коленным суставам. Дыхание свободное.

   Руки на коленных суставах. Пауза 5–10 секунд.

☑ **Количество повторений**

Повторяем упражнение 3–5 раз.

ВОССТАНОВЛЕНИЕ ЭНЕРГЕТИЧЕСКИХ АРТЕРИЙ И КАНАЛОВ

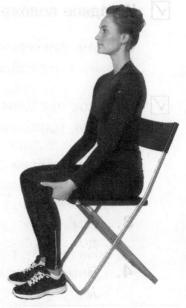

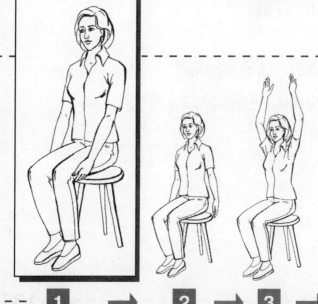

1 → 2 → 3 → 4

☑ **Исходное положение**

Сидя на стульчике.

☑ **Порядок выполнения**

1. Руки укладываем под коленные ямочки и держим в течение 30–40 секунд.

2. Затем опускаем руки вниз.

3. Поднимаем руки вверх на вдохе и на выдохе опускаем вниз.

4. Вновь укладываем под коленные ямки. Дыхание свободное. Руки держим в таком положении в течение 30–40 секунд.

☑ **Количество повторений**

Процедуру повторяем не менее 5 раз.

ЗАВЕРШЕНИЕ ЦИКЛА УПРАЖНЕНИЙ М—Т

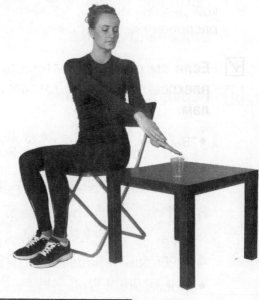

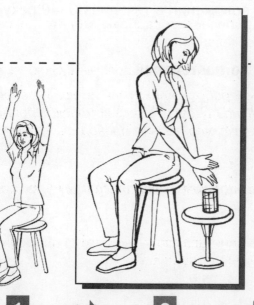

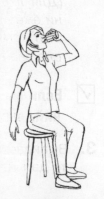

1 → **2** → **3**

1. Поднимаем обе руки вверх.

2. Делаем вдох, на выдохе опускаем обе руки вниз к стаканчику воды и на высоте выдоха правой рукой делаем шлепок по левой руке, которая уже расположена над водичкой.

☑ **Если вы ограничиваетесь одним этим комплексом упражнений и идете по своим делам.**

- Вы встаете, поднимаете обе руки вверх. Вдох.

- Соединяете обе руки ладошками и на выдохе спокойно, плавно опускаете обе руки вниз. Энергетические упражнения завершены, но лечение продолжается, потому что благодаря этим упражнениям программы, вложенные в организм, продолжают борьбу с болезнью.

- После этого выпиваете всю оставшуюся воду.

- Вслух произносите добрую молитву и свое Главное желание.

- Принимаете душ и... продолжаете свою жизнь.

(Для людей работающих и не имеющих времени ежедневно проводить весь комплекс процедур этот комплекс желательно проводить утром, после сна.)

☑ **Если вы выполняете всю программу упражнений, вы:**

3. Выпиваете один-два глотка водички и продолжаете дальнейшие процедуры.

ВОССТАНОВЛЕНИЕ ФОРМЫ И РАЗМЕРОВ ТОНКОГО ТЕЛА

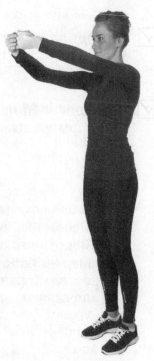

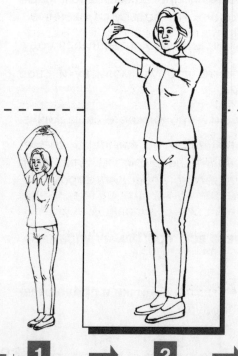

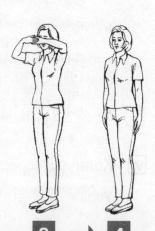

1 → 2 → 3 → 4

☑ Исходное положение

Стоим на буклете.

☑ Порядок выполнения

1. Поднимаем руки вверх, руки слегка согнуты в локтевых суставах, правая ладошка лежит на левой ладошке и обе обращены к родничку головы. В то же время мысленно «перемещаем» золотистый шар Энергии к голове таким образом, чтобы голова находилась внутри шара.
2. Медленно и максимально плавно начинаем вести-опускать руки вперед, не отделяя ладони друг от друга, и останавливаемся на уровне глаз. При этом руки вытянуты. Задерживаем руки в этом положении и в это время смотрим на ладошки. Пауза 10–15 секунд.
3. Затем также очень медленно и плавно начинаем приближать руки к глазам до момента рассеянного взгляда и останавливаемся.

    Закрываем глаза вновь секунд на 10–15 и медленно из этого положения ведем ладошки вниз. В это же время «ведем» Энергию нашего шарика таким образом, чтобы она проходила по всему туловищу вниз.
4. Внизу руки расходятся, и мы открываем глаза. Пауза несколько секунд.

☑ Количество повторений

Упражнение выполняем 1 раз.

ВОССТАНОВЛЕНИЕ ФОРМЫ И РАЗМЕРОВ ТОНКОГО ТЕЛА

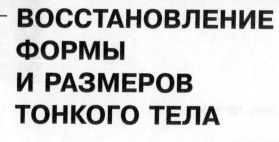

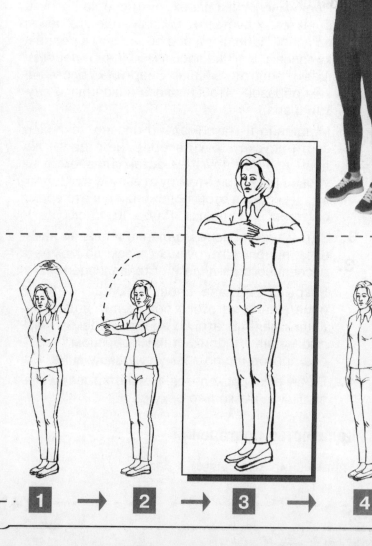

1 → 2 → 3 → 4

☑ **Исходное положение**

Стоим на буклете.

☑ **Порядок выполнения**

1. Вновь поднимаем руки вверх и проводим уже знакомую процедуру, то есть руки слегка согнуты в локтевых суставах, правая ладошка лежит на левой ладошке и обе обращены к родничку головы. В это время мысленно «перемещаем» энергетический шар к голове так, чтобы она находилась внутри него.

2. Медленно и максимально плавно начинаем вести-опускать руки вперед, не отделяя ладони друг от друга, и останавливаемся на уровне сердца.

3. Затем очень медленно и плавно начинаем приближать руки к сердцу до расстояния 3–5 см. Пауза 10–15 секунд.

   Закрываем при этом глаза и «ведем» Энергию нашего шарика вниз по всему туловищу; когда доходим до уровня сердца, останавливаемся на 10–15 секунд и затем вместе с движением мысли начинаем вести наши руки вниз.

4. Внизу руки расходятся, и мы открываем глаза. Пауза несколько секунд.

ВОССТАНОВЛЕНИЕ ФОРМЫ И РАЗМЕРОВ ТОНКОГО ТЕЛА

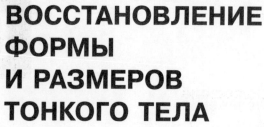

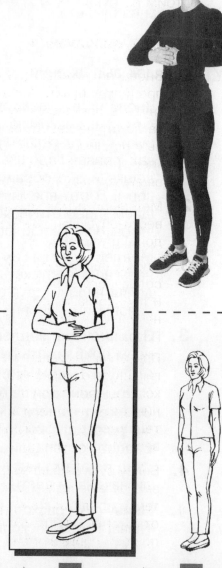

1 → 2 → 3 → 4

В

☑ **Исходное положение**

Стоим на буклете.

☑ **Порядок выполнения**

1. Вновь поднимаем руки вверх и проводим процедуру пункта А, то есть руки слегка согнуты в локтевых суставах, правая ладошка лежит на левой ладошке и обе обращены к родничку головы. В это время мысленно «перемещаем» шар к голове — она находится внутри шара Энергии.

2. Медленно и максимально плавно начинаем вести-опускать руки вперед, не отделяя ладони друг от друга.

3. Оостанавливаемся на уровне чаши Солнца — солнечного сплетения — и очень медленно и плавно начинаем приближать руки к солнечному сплетению до расстояния 3–5 см. Пауза 10–15 секунд.

   При этом закрываем глаза и «ведем» Энергию нашего шарика вниз по всему туловищу; когда доходим до уровня солнечного сплетения, останавливаемся на 10–15 секунд и затем вместе с движением мысли начинаем вести наши руки вниз.

4. Внизу руки расходятся, и мы открываем глаза. Пауза несколько секунд. (Солнечное сплетение представьте в виде сияющей звезды, от которой идут миллионы и миллионы лучей по всему организму.)

ВОССТАНОВЛЕНИЕ ФОРМЫ И РАЗМЕРОВ ТОНКОГО ТЕЛА

Орбитальная чаша — информационно-энергетическая структура, отвечающая за стабильность атомарно-молекулярного состава клеток и тканей организма. Она расположена ровно посередине между чашей Солнца и чашей Плоти. Больные со злокачественными заболеваниями должны уделять особое внимание этой чаше, в том числе постоянно носить на этом уровне буклет.

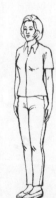

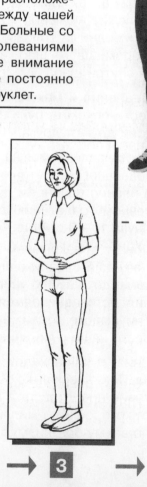

1 → 2 → 3 → 4

☑ **Исходное положение**

Стоим на буклете.

☑ **Порядок выполнения**

1. Вновь поднимаем руки вверх и проводим процедуру пункта А, то есть руки слегка согнуты в локтевых суставах, правая ладошка лежит на левой ладошке и обе обращены к родничку головы. В это время мысленно «перемещаем» шар к голове — она находится внутри шара Энергии.

2. Медленно и максимально плавно начинаем вести-опускать руки вперед, не отделяя ладони друг от друга. Останавливаемся на уровне Орбитальной чаши.

3. И очень медленно и плавно приближаем руки к этой чаше до расстояния 3–5 см. Удерживаем. Пауза 10–15 секунд. При этом глаза закрыты, «ведем» Энергию в виде нашего шарика вниз по туловищу и, когда доходим до уровня названной чаши, останавливаемся на 10–15 секунд и затем вместе с движением мысли ведем наши руки вниз.

4. Внизу руки расходятся, и мы открываем глаза. Пауза несколько секунд.

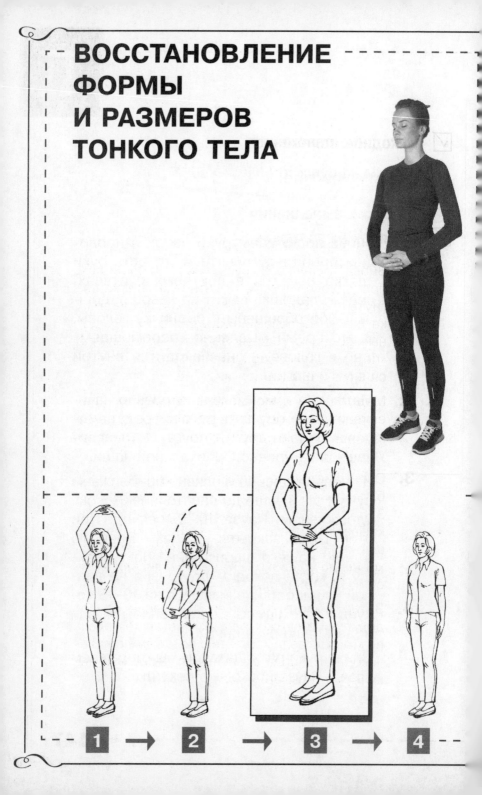

Д

☑ **Исходное положение**

Стоим на буклете.

☑ **Порядок выполнения**

1. Вновь поднимаем руки вверх и проводим процедуру пункта А, то есть руки слегка согнуты в локтевых суставах, правая ладошка лежит на левой ладошке и обе обращены к родничку головы. В это время мысленно «перемещаем» шар к голове — она находится внутри шара Энергии.

2. Медленно и максимально плавно начинаем вести-опускать руки вперед, не отделяя ладони друг от друга, останавливаемся на уровне гениталий.

3. Очень медленно и плавно начинаем приближать руки к гениталиям до расстояния 3–5 см. Пауза 10–15 секунд. При этом закрываем глаза и «ведем» Энергию нашего шарика вниз по всему туловищу; когда доходим до уровня гениталий, останавливаемся на 10–15 секунд.

4. Затем вместе с движением мысли разводим руки и прижимаем их к ногам. Медленно мыслью ведем Энергию по ногам до пальчиков ног. После этого пауза несколько секунд, и открываем глаза.

ВОССТАНОВЛЕНИЕ ФОРМЫ И РАЗМЕРОВ ТОНКОГО ТЕЛА

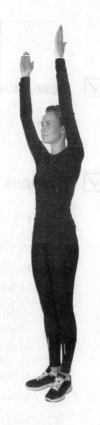
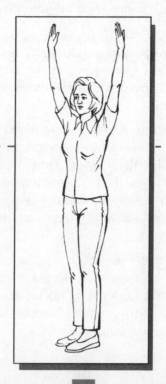
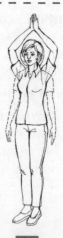

1 → **2**

☑ **Исходное положение**

Стоим на буклете.

☑ **Порядок выполнения**

1. Поднимаем руки вверх, смыкаем их ладошками над головой.

2. Медленно-медленно опускаем сомкнутые руки перед собой вдоль линии позвоночника. При этом мысленно ведем Энергию по позвоночнику вплоть до копчика, и когда проходим копчик — в ноги.

   Внизу ваши руки расходятся. Пауза несколько секунд.

☑ **Количество повторений**

Повторите упражнение еще два раза.

ЗАВЕРШЕНИЕ ЦИКЛА УПРАЖНЕНИЙ

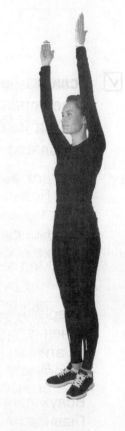
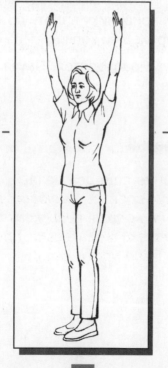
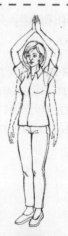

1 → **2**

☑ **Если вы решили ограничить энергетические упражнения выполнением этого комплекса или на нем прервать дальнейшее выполнение процедур, тогда**

1. Поднимаете обе руки вверх. Вдох.

2. Соединяете руки ладошками и на выдохе спокойно опускаете обе руки вниз.

Энергетические упражнения завершены. Но лечение продолжается, потому что благодаря этим упражнениям программы, вложенные в организм, продолжают борьбу с болезнью.

Вслух произно́сите добрую молитву и свое Главное желание.

Принимаете душ и... продолжаете жизнь свою.

(Для людей работающих и не имеющих времени ежедневно проводить весь комплекс процедур этот комплекс желательно проводить после работы, а не после сна.)

Все дальнейшие энергетические упражнения, часть из которых уже изложена в вышедших книгах по лечению определенных болезней и будет изложена в данной книге и последующих, посвященных лечению конкретных заболеваний, являются **дополнительными** к Главному комплексу упражнений, изложенному выше. Эти упражнения выполняются пациентом по своему усмотрению и желанию и в той последовательности, которая ему наиболее приемлема и необходима.

Хочу обратить ваше внимание на то, что в ходе лечения вы обретете свои индивидуальные навыки взаимоотношений с Ангелом, Энергией Сотворения и, конечно же, у вас сложится свой индивидуальный комплекс и своя схема энергетического лечения.

В части 3 (книги 1) «Опыт заочного лечения» я специально приведу многочисленные примеры из опыта заочного лечения моих пациентов для того, чтобы вы убедились, что у каждого из них в процессе лечения сложилась своя, четко индивидуальная программа лечения. Так и должно быть, потому что энергетическое лечение есть возврат к самому что ни на есть естественному, заложенному в каждом из нас взаимодействию Физического и Божественного Миров Вселенной.

ДОПОЛНИТЕЛЬНЫЙ КОМПЛЕКС УПРАЖНЕНИЙ

ВОССТАНОВЛЕНИЕ СЕРДЕЧНО-СОСУДИСТОЙ СИСТЕМЫ

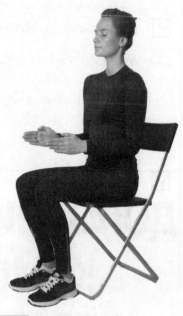

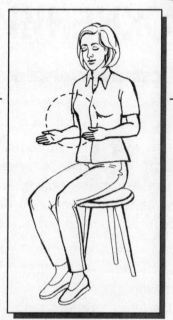

☑ **Исходное положение**

Усаживаемся удобно, ноги на буклете. Вы расслаблены. Руки перед вами, ладонями обращены друг к другу, пальчики прямые, локти опущены, руки максимально расслаблены. Глаза закрыты.

☑ **Порядок выполнения**

1. Начинаем медленно приближать ладошки друг к другу и в это время мысленно концентрируем золотистый шар Энергии между ладошками.

   - Начинает нарастать ощущение упругости между ладошками, причем у многих настолько сильная упругость, что даже с трудом удается приближать ладошки. *Напоминаю, что движение очень медленное, без суеты, и в мыслях тоже.*

   - Как только возникло ощущение упругости между ладошками, движение останавливаем. *Случается, что ощущения возникают не между ладонями, а в каком-либо органе. Не бойтесь этого, это нормально.*

   - Пауза несколько секунд, а в это время мы мысленно сосредоточиваем Энергию в сердце. Ваше сердце — внутри энергетического шара.

ВОССТАНОВЛЕНИЕ СЕРДЕЧНО-СОСУДИСТОЙ СИСТЕМЫ

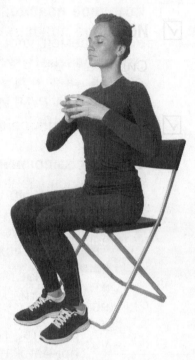

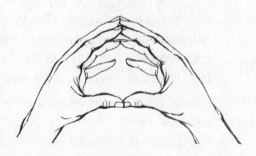

Б

☑ **Исходное положение**

Сидя на стуле.

☑ **Порядок выполнения**

1. Теперь соединяем ладошки кончиками пальцев, образуя сферу-шар на уровне сердца. Глаза закрыты. Золотистый светящийся шар Энергии находится внутри ваших ладоней.

   Интенсивность ощущений при этом может меняться в любую сторону. Если нет никаких ощущений, это не должно вас останавливать, ибо, в который раз уже повторяю, ваше выздоровление зависит не от степени ваших ощущений, а от вашего желания выздороветь, от веры в себя, в свой организм и в Доктора, который хочет вам помочь. Да при этом еще и знает, что делает.

☑ **Продолжительность выполнения**

Длительность этого этапа процедуры 30–60 секунд.

ВОССТАНОВЛЕНИЕ СЕРДЕЧНО-СОСУДИСТОЙ СИСТЕМЫ

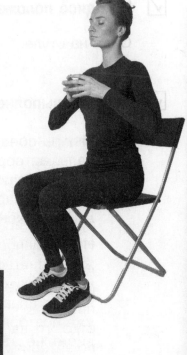

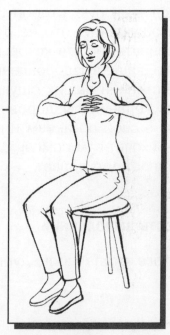

1

☑ **Исходное положение**

Сидя на стуле.

☑ **Порядок выполнения**

1. Медленно ведите луч Энергии от сердца по артериям всего организма.

   Причем не последовательно (вначале пальчики рук или ног и т. п.), а сразу представьте себе весь организм, все его органы и ткани.

   Артерии, вены, капилляры пронизывают абсолютно все ткани, и вы в мыслях представляете, как Энергия обволакивает, окутывает, пронизывает их, двигаясь по артериям в такт сердечным сокращениям.

☑ **Продолжительность выполнения**

Продолжительность данной процедуры не менее 5 минут.

ВОССТАНОВЛЕНИЕ СЕРДЕЧНО-СОСУДИСТОЙ СИСТЕМЫ

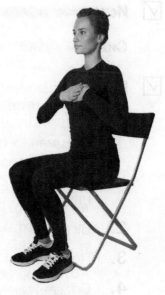

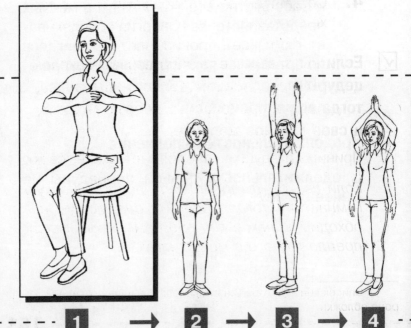

1 → 2 → 3 → 4

☑ **Исходное положение**

Сидя на стуле. Глаза закрыты.

☑ **Порядок выполнения**

1. Откройте глаза. Поверните ладони к сердцу, положите одна на другую и уложите прямо на грудь на уровне сердца на 30–60 секунд. Расслабьтесь, вспомните что-нибудь хорошее, доброе, светлое.
2. Встаем.
3. Поднимаем обе руки вверх. Вдох.
4. Соединяем руки ладошками и на выдохе спокойно опускаем обе руки вниз.

☑ **Если вы завершаете энергетические процедуры выполнением данного комплекса, тогда вслух произно́сите добрую молитву и свое Главное желание.**

Принимаете душ и... продолжаете жизнь свою.

Если вы хотите продолжить энергетическую гимнастику, тогда выберите следующую необходимую вам часть программы комплекса, предложенного в моих книгах.[1]

---

[1] Список книг доктора С. Коновалова см. на внутренней стороне обложки.

ВОССТАНОВЛЕНИЕ ЦЕНТРАЛЬНОЙ И ПЕРИФЕРИЧЕСКОЙ НЕРВНОЙ СИСТЕМЫ И СЕНСОРНЫХ СИСТЕМ

ОРГАН ЗРЕНИЯ

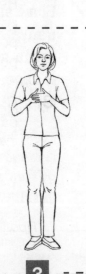

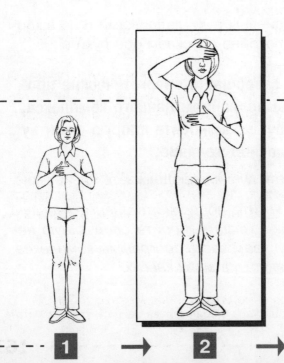

1 → 2 → 3

- ☑ **Исходное положение**

Стоим на буклете.

- ☑ **Порядок выполнения**

1. Снимаем очки. Обе руки удерживаем на области сердца в течение 5–10 секунд.

2. Затем левая рука остается на сердце, а правую руку поднимаем на уровень глаз (сами глаза при этом открыты, рука не прижата к глазам).

   Удерживаем руки в таком положении в течение нескольких секунд.

   Не меняя положения рук, совершаем круговые движения глазами в одну сторону 5–10 секунд, затем в другую сторону 5–10 секунд.

3. После этого правая рука укладывается на левую, то есть обе руки располагаются на области сердца. Пауза 5 секунд.

Продолжение упражнения на стр. 166-167

ВОССТАНОВЛЕНИЕ ЦЕНТРАЛЬНОЙ И ПЕРИФЕРИЧЕСКОЙ НЕРВНОЙ СИСТЕМЫ И СЕНСОРНЫХ СИСТЕМ

ОРГАН ЗРЕНИЯ

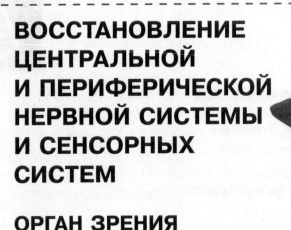

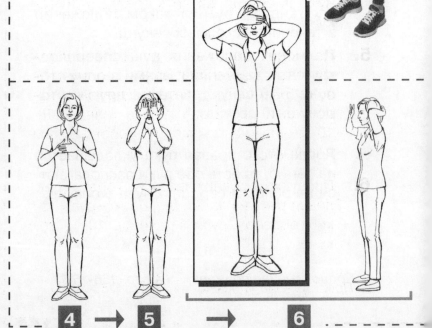

4. Удерживая руки на области сердца, стараемся максимально поднять глаза вверх (голова при этом не совершает никаких движений).

Удерживаем глаза в таком положении в течение 3–5 секунд, затем смотрим прямо (3–5 секунд), вниз (3–5 секунд), после чего вновь — прямо (3–5 секунд), влево (3–5 секунд), прямо (3–5 секунд), вправо (3–5 секунд) и, наконец, вновь — прямо (3–5 секунд).

Не меняя положения рук (они находятся на области сердца), совершаем круговые движения глазами в одну сторону 5–10 секунд, затем в другую 5–10 секунд.

5. Подносим правую ладошку к правому глазу, левую ладошку к левому глазу и совершаем круговые движения ладошками на уровне глаз в течение 5–10 секунд сначала в одну сторону, затем в другую.

6. Правую руку удерживаем на уровне глаз, левая рука на затылке — фиксируем таким образом руки в течение 10–15 секунд.

Продолжение упражнения на стр. 168-169

ВОССТАНОВЛЕНИЕ ЦЕНТРАЛЬНОЙ И ПЕРИФЕРИЧЕСКОЙ НЕРВНОЙ СИСТЕМЫ И СЕНСОРНЫХ СИСТЕМ

ОРГАН ЗРЕНИЯ

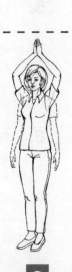

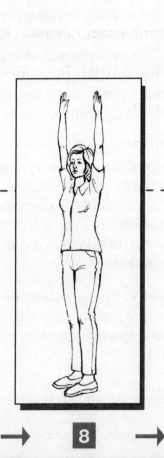

7 → 8 → 9

7. Опускаем руки.

8. Затем поднимаем на вдохе вверх над головой.

9. Соединяем ладошки и на выдохе медленно ведем руки вниз вдоль туловища и внизу разводим. Дышим спокойно.

☑ **Количество повторений**

Повторяем данную процедуру 3–5 раз.

Завершение упражнения на стр. 170-171

ВОССТАНОВЛЕНИЕ ЦЕНТРАЛЬНОЙ И ПЕРИФЕРИЧЕСКОЙ НЕРВНОЙ СИСТЕМЫ И СЕНСОРНЫХ СИСТЕМ

ОРГАН ЗРЕНИЯ

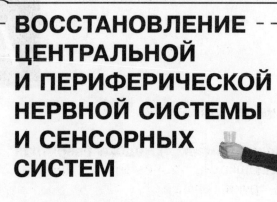

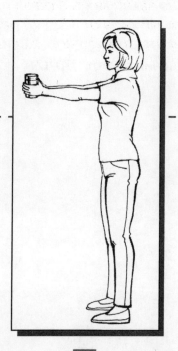

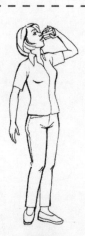

1 → 2

☑ **Завершение упражнения А**

1. Берем стаканчик с водой, охватывая его ладошками, поднимаем на уровень глаз — руки прямые.

   Смотрим на водичку и делаем вдох.

2. Ставим стаканчик на буклет, дышим спокойно и свободно. Можно выпить пару глоточков воды.

Данную водичку можно закапывать в глаза по 1–2–3 капельки в каждый глаз от 1 до 10 раз в день, в зависимости от тяжести поражений глаз.

ВОССТАНОВЛЕНИЕ ЦЕНТРАЛЬНОЙ И ПЕРИФЕРИЧЕСКОЙ НЕРВНОЙ СИСТЕМЫ И СЕНСОРНЫХ СИСТЕМ

ОРГАН СЛУХА

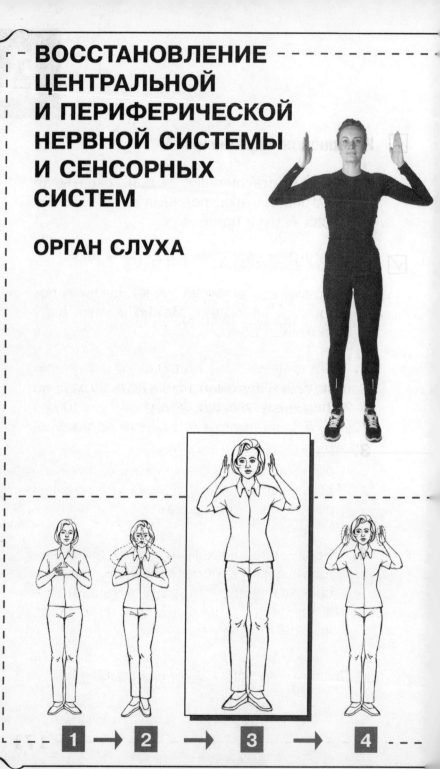

☑ Исходное положение

Стоим на буклете.

☑ Порядок выполнения

1. Обе руки удерживаем на области сердца в течение 5–10 секунд.

2. Соединяем руки ладошками на уровне сердца и ведем их вверх до уровня лица (пальчики смотрят вверх).

3. Разводим руки на уровне ушей, как бы обнимая голову (пальчики рук прижаты друг к другу). 5–10 секунд удерживаем руки в таком положении.

4. Затем совершаем круговые движения ладошками в области ушных раковин сначала в одну сторону в течение 5–10 секунд, затем в другую, также в течение 5–10 секунд.

Продолжение упражнения на стр. 174-175

ВОССТАНОВЛЕНИЕ ЦЕНТРАЛЬНОЙ И ПЕРИФЕРИЧЕСКОЙ НЕРВНОЙ СИСТЕМЫ И СЕНСОРНЫХ СИСТЕМ

ОРГАН СЛУХА

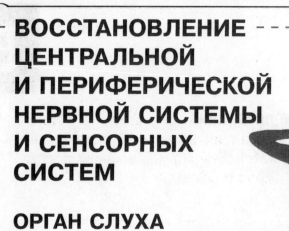

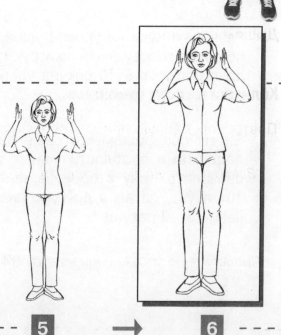

5 → 6

5. Разводим руки в обе стороны пошире, удерживая их на уровне ушных раковин. Удерживаем руки в таком положении около 5 секунд.

6. Вдох, и на выдохе плавно, но очень быстро — мгновенно — «бьем» себя по ушам и тут же возвращаем руки в исходное положение.

Только не надо физически бить себя по ушам. Движение рук должно напоминать удар, но к ушным раковинам при этом вы не должны прикасаться!

Дышим спокойно.

☑ Количество повторений

Повторяем данную процедуру три раза.

Завершение упражнения на стр. 176-177

ВОССТАНОВЛЕНИЕ ЦЕНТРАЛЬНОЙ И ПЕРИФЕРИЧЕСКОЙ НЕРВНОЙ СИСТЕМЫ И СЕНСОРНЫХ СИСТЕМ

ОРГАН СЛУХА

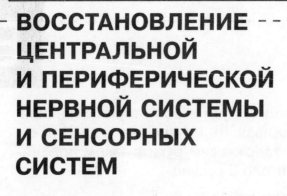
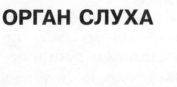
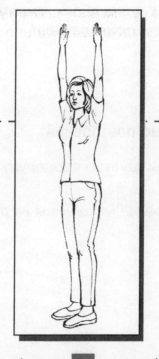
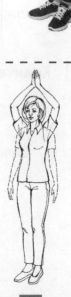

 → →

☑ **Завершение упражнения Б**

1. Опускаем руки.

2. Затем поднимаем их на вдохе вверх над головой.

3. Соединяем ладошки и на выдохе медленно ведем вниз вдоль туловища и внизу разводим. Дышим спокойно.

ВОССТАНОВЛЕНИЕ ЦЕНТРАЛЬНОЙ И ПЕРИФЕРИЧЕСКОЙ НЕРВНОЙ СИСТЕМЫ И СЕНСОРНЫХ СИСТЕМ

НЕРВНАЯ СИСТЕМА

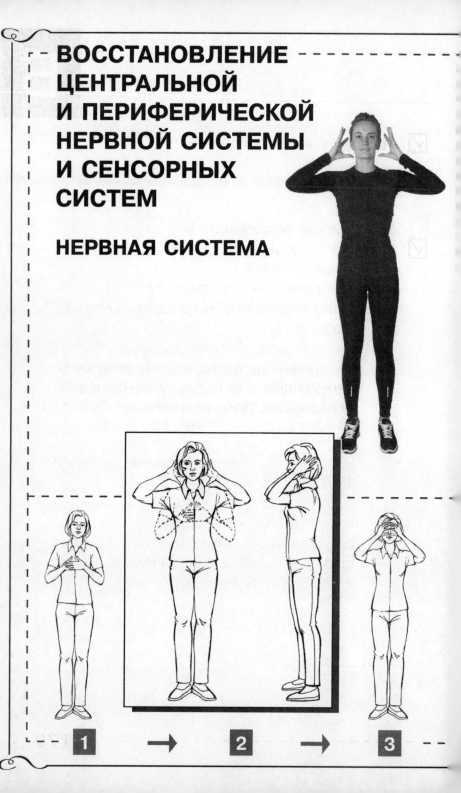

B

☑ **Исходное положение**

Стоим на буклете.

☑ **Порядок выполнения**

1. Обе руки удерживаем на области сердца в течение 5–10 секунд.

2. Делаем вдох, поднимаем руки по направлению к лицу, дышим спокойно и разводим руки — голова находится между ладошками, пальчики максимально растопырены, но не напряжены.

   Удерживаем руки в таком положении 10 секунд.

3. Из этого положения ведем руки к лицу, соединяем кончики пальцев, образуя шар, и удерживаем его на уровне лица в течение 5–10 секунд.

Продолжение упражнения на стр. 180-181

ВОССТАНОВЛЕНИЕ ЦЕНТРАЛЬНОЙ И ПЕРИФЕРИЧЕСКОЙ НЕРВНОЙ СИСТЕМЫ И СЕНСОРНЫХ СИСТЕМ

НЕРВНАЯ СИСТЕМА

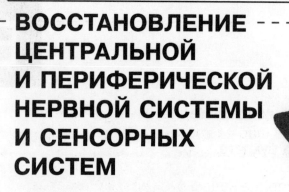

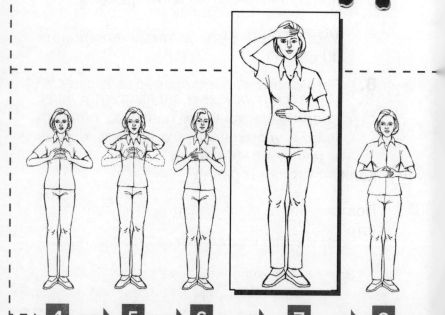

4 → 5 → 6 → 7 → 8

4. Делаем вдох. Медленно на выдохе опускаем шар на уровень сердца и удерживаем его в течение 5–10 секунд.

5. От сердца ведем руки вверх и охватываем шею (правая рука справа, левая рука слева, можно слегка прижать ладошки к шее). Удерживаем руки в таком положении в течение 20–30 секунд.

6. Делаем вдох. Руки укладываем на сердце. Дышим спокойно. Обе руки удерживаем на области сердца в течение 5–10 секунд.

7. Правая рука перемещается на лоб, левая рука — на солнечное сплетение. Удерживаем руки в таком положении в течение 10–20 секунд.

8. Затем перемещаем правую руку к левой и удерживаем руки в течение 30 секунд на солнечном сплетении.

☑ **Количество повторений**

Повторяем данные процедуры пункта В (стр. 145) 3–5 раз.

Завершение упражнения на стр. 182-183

ВОССТАНОВЛЕНИЕ ЦЕНТРАЛЬНОЙ И ПЕРИФЕРИЧЕСКОЙ НЕРВНОЙ СИСТЕМЫ И СЕНСОРНЫХ СИСТЕМ

НЕРВНАЯ СИСТЕМА

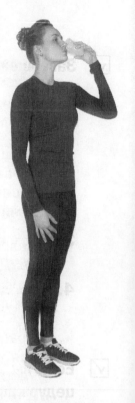

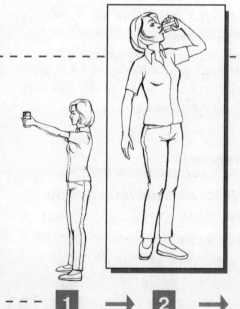

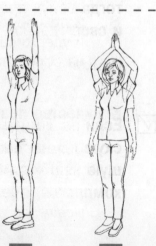

1 → **2** → **3** → **4**

☑ **Завершение упражнения**

1. Берем стаканчик с водой. Охватываем его ладошками, поднимаем на уровень лица. Смотрим сквозь водичку и делаем вдох.

2. После этого отпиваем пару глоточков воды и ставим стаканчик на буклет

3. Встаем, если вы сидите. Поднимаем обе руки вверх. Вдох.

4. Соединяем руки ладошками и на выдохе спокойно опускаем обе руки вниз.

☑ **Если вы завершаете энергетические процедуры выполнением данного комплекса, тогда вслух произнесите добрую молитву и свое Главное желание.**

Примите душ и... продолжайте жизнь свою.

☑ **Если вы хотите продолжить энергетическую гимнастику, тогда выберите следующую необходимую вам часть программы комплекса, предложенного в моих книгах.**

ВОССТАНОВЛЕНИЕ ЗАЩИТНЫХ СИЛ ОРГАНИЗМА

(ЛЕЧЕНИЕ ХРОНИЧЕСКИХ ВОСПАЛИТЕЛЬНЫХ, ИНФЕКЦИОННО-АЛЛЕРГИЧЕСКИХ, АУТОИММУННЫХ ЗАБОЛЕВАНИЙ)

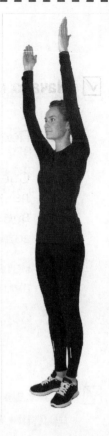

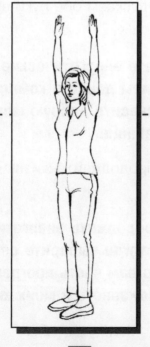

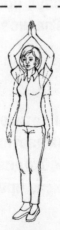

1 → **2**

☑ **Начало комплекса**

1. Поднимаем руки вверх — вдох.

2. Соединяем ладошки. На выдохе медленно, спокойно и плавно опускаем руки вниз.

ВОССТАНОВЛЕНИЕ ЗАЩИТНЫХ СИЛ ОРГАНИЗМА

(ЛЕЧЕНИЕ ХРОНИЧЕСКИХ ВОСПАЛИТЕЛЬНЫХ, ИНФЕКЦИОННО-АЛЛЕРГИЧЕСКИХ, АУТОИММУННЫХ ЗАБОЛЕВАНИЙ)

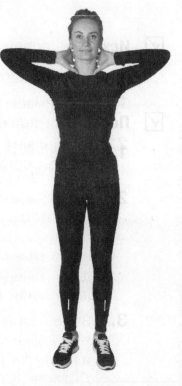

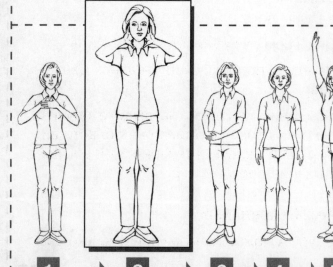

1 → 2 → 3 → 4 → 5 → 6

☑ **Исходное положение**

Стоим на буклете.

☑ **Порядок выполнения**

1. Обе руки удерживаем на области вилочковой железы в течение 20–30 секунд
2. Охватываем руками шею — пальчики максимально растопырены, но не напряжены (зона защитного лимфатического кольца, в том числе нёбные миндалины), и удерживаем руки в таком положении в течение 30–60 секунд. Вдох.
3. Задержка дыхания 5 секунд, и на выдохе медленно ведем руки вниз к животу и располагаем их справа в низу живота. Дыхание спокойное. Удерживаем руки в таком положении в течение 60 секунд.
4. Опускаем руки вниз.
5. На вдохе поднимаем руки вверх над головой.
6. Соединив ладошки, на выдохе опускаем руки вниз, удерживая на области вилочковой железы в течение 5–10 секунд. Дыхание спокойное.

☑ **Количество повторений**

Процедуру А можно повторить несколько раз.

ВОССТАНОВЛЕНИЕ ЗАЩИТНЫХ СИЛ ОРГАНИЗМА

(ЛЕЧЕНИЕ ХРОНИЧЕСКИХ ВОСПАЛИТЕЛЬНЫХ, ИНФЕКЦИОННО-АЛЛЕРГИЧЕСКИХ, АУТОИММУННЫХ ЗАБОЛЕВАНИЙ)

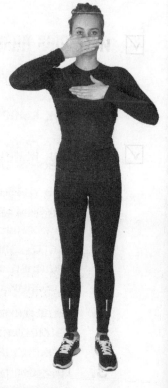

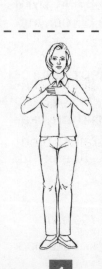 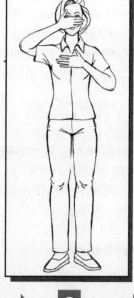 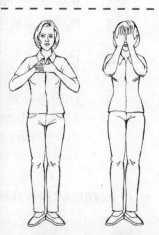

1 → 2 → 3 → 4

Б

☑ **Исходное положение**

Стоим на буклете.

☑ **Порядок выполнения**

1. Обе руки удерживаем на области вилочковой железы в течение 20–30 секунд.

2. Правую руку поднимаем на уровень носа. Левая остается на вилочковой железе. Делаем глубокий вдох носом. Задержка дыхания 5 секунд. Выдох. Спокойное дыхание.

3. Правая рука идет к левой, и обе руки вновь удерживаем на области вилочковой железы в течение 5–10 секунд.

4. Правую руку поднимаем к правой гайморовой пазухе, левую руку — к левой гайморовой пазухе. Держим 5–10 секунд. Вдох. Задерживаем дыхание 5 секунд. Выдох. Спокойное дыхание.

Продолжение упражнения на стр. 190-191

ВОССТАНОВЛЕНИЕ ЗАЩИТНЫХ СИЛ ОРГАНИЗМА

(ЛЕЧЕНИЕ ХРОНИЧЕСКИХ ВОСПАЛИТЕЛЬНЫХ, ИНФЕКЦИОННО-АЛЛЕРГИЧЕСКИХ, АУТОИММУННЫХ ЗАБОЛЕВАНИЙ)

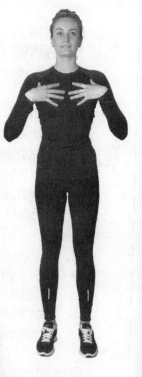

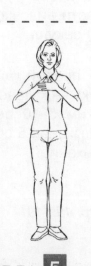
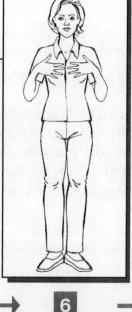
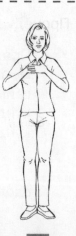

5 → 6 → 7

5. Обе руки опускаем на область вилочковой железы и удерживаем в этом положении в течение 5–10 секунд.

6. Правую руку подносим к правой стороне грудной клетки, левую руку — к левой стороне грудной клетки. Пальчики растопырены. Спокойное дыхание. Удерживаем руки в таком положении в течение 20–30 секунд. Вдох. Задержка дыхания 3–5 секунд. Выдох.

7. Обе руки укладываем на область вилочковой железы и удерживаем в этом положении в течение 20–30 секунд. Дыхание спокойное.

☑ **Количество повторений**

Процедуру Б повторяем 3–5 раз.

Завершение упражнения на стр. 192-193

ВОССТАНОВЛЕНИЕ ЗАЩИТНЫХ СИЛ ОРГАНИЗМА

(ЛЕЧЕНИЕ ХРОНИЧЕСКИХ ВОСПАЛИТЕЛЬНЫХ, ИНФЕКЦИОННО-АЛЛЕРГИЧЕСКИХ, АУТОИММУННЫХ ЗАБОЛЕВАНИЙ)

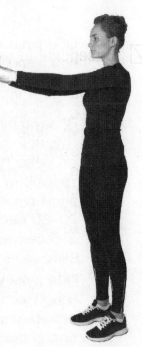

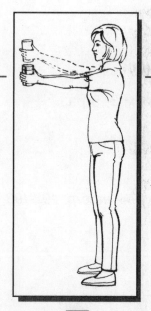

1 →

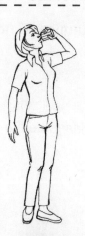

2

☑ Завершение упражнения

1. Берем водичку. Охватываем стаканчик с водой ладошками и поднимаем на уровень вилочковой железы, руки при этом вытянуты. Делаем глубокий вдох с последующим выдохом. Поднимаем стаканчик на уровень лица — руки вытянуты — и делаем вдох. Дышим спокойно.

2. Выпиваем пару глоточков водички и ставим стаканчик на буклет.

ВОССТАНОВЛЕНИЕ ЗАЩИТНЫХ СИЛ ОРГАНИЗМА

(ЛЕЧЕНИЕ ХРОНИЧЕСКИХ ВОСПАЛИТЕЛЬНЫХ, ИНФЕКЦИОННО-АЛЛЕРГИЧЕСКИХ, АУТОИММУННЫХ ЗАБОЛЕВАНИЙ)

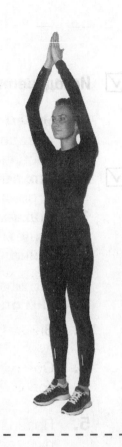
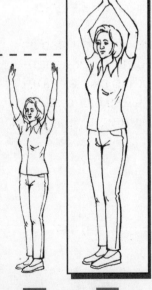
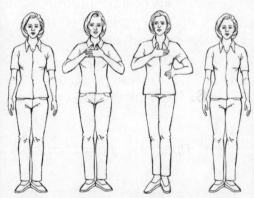

☑ Исходное положение

Стоим на буклете.

☑ Порядок выполнения

1. Поднимаем руки вверх над головой.

2. Делаем вдох и соединенные ладошками руки на выдохе медленно ведем вдоль туловища вниз.

3. Внизу руки разводим. Дышим спокойно.

4. Обе руки удерживаем на области вилочковой железы в течение 20–30 секунд.

5. Правая рука остается на месте, а левую руку перемещаем на область селезенки (левое подреберье, кнаружи от поджелудочной железы). Дышим спокойно и удерживаем такую позицию в течение 30–40 секунд.

6. Опускаем обе руки.

Продолжение упражнения на стр. 196-197

ВОССТАНОВЛЕНИЕ ЗАЩИТНЫХ СИЛ ОРГАНИЗМА

(ЛЕЧЕНИЕ ХРОНИЧЕСКИХ ВОСПАЛИТЕЛЬНЫХ, ИНФЕКЦИОННО-АЛЛЕРГИЧЕСКИХ, АУТОИММУННЫХ ЗАБОЛЕВАНИЙ)

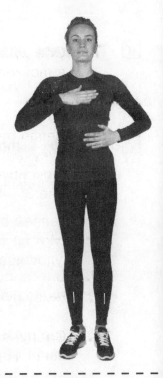

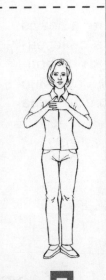 → 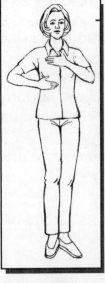 →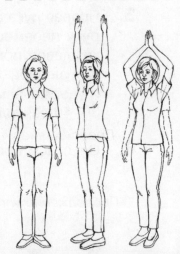

7. Обе руки вновь удерживаем на области вилочковой железы в течение 5–10 секунд.

8. Левая рука остается на месте, а правую руку перемещаем на область печени. Фиксируем такое положение рук в течение 30–40 секунд.

9. Опускаем руки.

10. Затем поднимаем руки на вдохе вверх над головой.

11. Соединяем ладошки и на выдохе медленно ведем вдоль туловища вниз и внизу разводим. Дышим спокойно.

Продолжение упражнения на стр. 198-199

ВОССТАНОВЛЕНИЕ ЗАЩИТНЫХ СИЛ ОРГАНИЗМА

(ЛЕЧЕНИЕ ХРОНИЧЕСКИХ ВОСПАЛИТЕЛЬНЫХ, ИНФЕКЦИОННО-АЛЛЕРГИЧЕСКИХ, АУТОИММУННЫХ ЗАБОЛЕВАНИЙ)

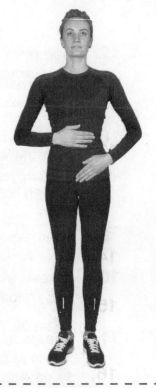

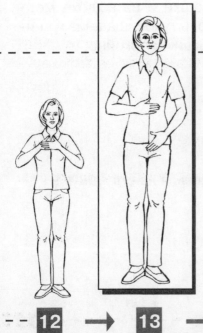

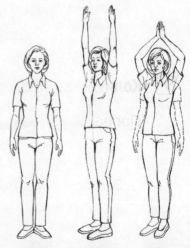

12 → 13 → 14 → 15 → 16

12. Обе руки удерживаем на области вилочковой железы в течение 5–10 секунд.

13. Правую руку укладываем на область желудка, а левую — слева в низу живота. Удерживаем такую позицию 30–40 секунд.

14. Опускаем руки.

15. Затем поднимаем их на вдохе вверх над головой.

16. Соединяем ладошки и на выдохе медленно ведем вниз вдоль туловища и внизу разводим.

☑ **Количество повторений**

Процедуру В можно повторить несколько раз.

Завершение упражнения на стр. 200-201.

ВОССТАНОВЛЕНИЕ ЗАЩИТНЫХ СИЛ ОРГАНИЗМА

(ЛЕЧЕНИЕ ХРОНИЧЕСКИХ ВОСПАЛИТЕЛЬНЫХ, ИНФЕКЦИОННО-АЛЛЕРГИЧЕСКИХ, АУТОИММУННЫХ ЗАБОЛЕВАНИЙ)

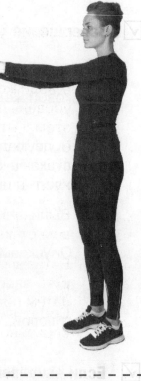

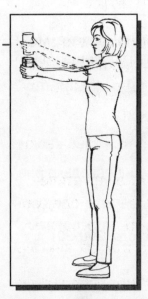

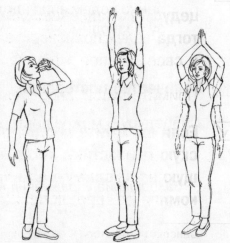

1 → 2 → 3 → 4

В

☑ **Завершение упражнения**

1. Берем водичку. Охватываем стаканчик с водичкой ладошками и поднимаем на уровень вилочковой железы, руки при этом вытянуты. Делаем глубокий вдох с последующим выдохом. Поднимаем стаканчик на уровень лица — руки вытянуты — и делаем вдох. Дышим спокойно.

2. Выпиваем пару глоточков водички и ставим стаканчик на буклет.

3. Встаем, если вы сидите. Поднимаем обе руки вверх. Делаем вдох.

4. Соединяем руки ладошками. На выдохе спокойно опускаем обе руки вниз.

☑ **Если вы завершаете энергетические процедуры выполнением данного комплекса, тогда вслух произнесите добрую молитву и свое Главное желание.**

Примите душ и... продолжайте жизнь свою.

☑ **Если вы хотите продолжить энергетическую гимнастику, тогда выберите следующую необходимую вам часть программы комплекса, предложенного в моих книгах.**[1]

---

[1] Список книг доктора С. Коновалова см. на внутренней стороне обложки.

Комплексы энергетических упражнений по восстановлению других систем организма представлены в уже вышедших книгах и будут представлены в последующих.

Но хочу особо отметить, что главным в лечении любого заболевания является весь объём заочного лечения, изложенный выше. И для того чтобы, например, лечить онкологию — рак, требуются не какие-то специальные энергетические упражнения, а восстановление всего организма. Для того чтобы избавиться от камешков в желчном пузыре, также требуется не специальное энергетическое упражнение, а тщательное выполнение всего комплекса энергетического заочного лечения. Помните об этом!

И в завершение данной темы вновь напомню:

Вполне естественно, что если утром вы идете на работу, то провести заочный сеанс вам не удастся. Однако вам вполне хватит времени на выполнение сокращенного комплекса целительных упражнений. (Это одно из двух упражнений Главного комплекса, проводимое без временны́х пауз и отдыха. Упражнения сокращенного комплекса выполняются без повторов, то есть по одному разу.)

Только помните, что это не физические упражнения. Поэтому для того чтобы у вас получился энергетический сеанс, необходимо, после того как вы проснулись, провести процедуру входа в сеанс, то есть призвать Энергию Сотворения молитвой или частью моей Беседы с залом, произнесенной вслух (или так, как вы уже привыкли это делать, имея за плечами практику проведения заочного лечения), встать на буклет и провести одно из двух упражнений Главного комплекса (сокращенный его вариант).

Напоминаю: *я рекомендую утром выполнить упражнения на восстановление энергетических артерий и каналов, а вечером — упражнения на восстановление формы и размеров системы Тонкого тела.*

Все в ваших руках. Все в твоих руках, дорогой мой человек! Будешь выполнять мои рекомендации — и обязательно обретешь Здоровье.

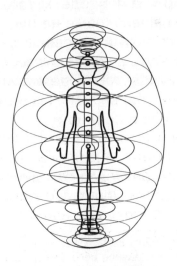

ПРИЛОЖЕНИЕ 1.
БЕСЕДЫ С ЗАЛОМ. ФРАГМЕНТЫ

10 июня 2000 года (8-я встреча с залом)[1]

Доброе утро, дорогие мои! Мы продолжаем наш Путь к здоровью, к познанию. И на этом Пути — и воспитание, и культура неотделимы друг от друга.

Я мечтаю о том периоде, который уже наступает, когда в нашем Храме не будет появляться новый пациент, новый человек и мы будем продолжать свой Путь в том составе, в котором мы находимся сейчас. Мы будем приходить сюда не потому, что больны и нам некуда деться, а потому, что наши сердца и души будут наполнены пониманием того, *куда* мы приходим. Нам будет очень дорого то маленькое пространство, в котором находятся все эти люди. И не будет иметь никакого значения то, где это — на поляне леса, на берегу океана или, может быть,

---

[1] Полный текст приведенных здесь бесед Доктора с залом можно найти в книге «Заочное лечение», также Беседы публикуются во многих книгах С. С. Коновалова — *прим. ред.*

даже в пустыне. Это — оазис, входя в который ощущаешь здоровую прохладу и, еще не испив воды, уже утоляешь жажду...

Я мечтаю о том времени, когда я буду говорить с вами не о болезни и страданиях, а смогу открыть вам те Знания и ту Тайну, которая находится за семью печатями...

А сейчас мы продолжаем наш Путь! Мне очень хочется, чтобы каждый осознал, что он — частица этого Храма. Мы поднимаем руки вверх. С каждым из нас — наше Главное желание. Мы помним о нем и никуда не спешим, ибо если оно у нас есть — оно обязательно осуществится. Только надо быть настойчивым и спокойным и не губить ситуацию, не уничтожать ее метаниями своей Души. Сейчас — выдох, глубокий вдох, соединяем наши ладошки, дыхание спокойное, руки медленно идут вниз, к сердцу.

Мы закрываем наши глаза и, пребывая в этом состоянии, соединяем себя с информационными полями, со своим будущим, воплощая Замысел, который определен Господом. Он не сравним с Замыслом Вселенной, но он также осуществим, ибо твое настойчивое желание, твоя уверенность, сила духа и Души, твоя непоколебимая вера в себя, в возможности своего организма, вера в то, что Живая Вселенная существует и что в Ней идут закономерные и управляемые процессы, — все это сокрушает болезнь, восстанавливает прочное здоровье, фундамент сегодняшнего дня, а значит, строит Дом твоего Будущего. С нами — Главное желание, мы вновь открываем глаза, руки поднимаем вверх и, укрепляя его, делаем выдох, затем вдох. Идет

Защита, сжимаем руки в кулачки, подносим их к сердцу, дыхание спокойное, левая рука остается на сердце, правую укладываем на солнечное сплетение. И немедленно закрываем глаза.

Дорогой мой человек! Мы продолжаем удивительный Путь, на который мы ступили. И та Дорога, по которой мы движемся, невидимая и непонятная, постепенно становится очень прочной, надежной. И ты чувствуешь, как удобно и легко идти по ней, когда тобой движет чистое устремление, единая Мысль, единое Желание, когда тобой движет Вера. Тебе не надо смотреть под ноги, ибо ты знаешь, что идешь по очень твердой Дороге. Тебе не надо оглядываться по сторонам, потому что ты знаешь, что не скатишься вниз и не свернешь на обочину. Тобой движет Вера и тобой движет Сердце!

Дорогой мой человек! Мы продолжаем наш Путь! Идет энергетическое и информационное воздействие на все тела твоего организма...

Время... Время, говорят, лечит... Но лечит ли оно, если ничего невозможно забыть? Лечит ли оно, если ты потратил и тратишь его зря? Может ли лечить время, если, анализируя свою сегодняшнюю и прошлую жизнь, ты убеждаешься в том, что во многом она потрачена впустую. А раз так, значит, ниши информационных полей пусты, значит, нет самосовершенствования Души, и простор для искажений и возможностей у болезни — гораздо больше. Времени у каждого из нас очень мало... Это только кажется, что оно растянуто. Ты идешь на работу и после работы — это то время, которое ты, по сути, тратишь впустую, ибо оно ничего тебе не дает, кроме толчеи. Трамваи, троллейбусы, автобусы и метро... Если при этом ты еще пытаешься кого-то учить, возмущаешься, тебе что-то не нравится, и ты вступаешь в дискуссию — ты вводишь себя в состояние хаоса.

Работа. У многих сегодня она нелюбимая. Работа потому, что надо как-то выжить. Работа потому, что... Впрочем, ты сам знаешь... Значит, и это время тоже потеряно. Но даже если работа любимая, наступает период, когда и она становится обыденностью, повседневностью, если в ней нет творчества, нет самореализации, если ты вдруг остановился и уже... А это значит, что это время ты тоже тратишь впустую. И оно не принадлежит тебе.

Ты приходишь домой... У тебя остается маленький отрезок времени, данный тебе для самореализации и самосовершенствования. Но и его ты во многом тоже тратишь зря. Ты пытаешься что-то делать, чем-то себя занять. И в лучшем случае находишь какое-то дело, оправдывая себя его необходимостью. Включаешь телевизор, стараясь «отвлечься» от повседневных проблем, и зачастую проводишь перед экраном по два-три часа, а иногда и больше.

А где же ты? Где *твое* время? Его не было и, может быть, нет и сегодня. И может быть, только эти два часа в этом зале, которые принадлежат тебе, являются твоим истинным временем?! Я не беру на себя слишком много, но я чувствую, что это действительно так. Именно здесь ты задумываешься о себе, именно здесь ты самореализуешься как личность, как индивидуальность, как уникальное Творение Господа, Вселенной, Природы. Именно здесь, хочешь ты того или нет, ты «останавливаешься». Хотя и в нашем Храме ты тоже куда-то спешишь и, еще не успев войти в зал и имея впереди два часа, уже «летишь» в своих мыслях куда-то в другое место.

И так проходит вся твоя жизнь! Начиная какое-то дело, ты уже думаешь о втором, а думая о втором, ты мысленно переходишь на третье... пятое, десятое. И у тебя ничего не получается, ибо тебя нет во времени. Где ты? В прошлом? Нет. В настоящем? Нет. В будущем? Тоже нет! В результате — искаженные поля, метания Ангела. Он не понимает, где Он, не чувствует, где ты, чего ты хочешь в этой жизни, к чему стремишься, в чем заключается твое Главное желание.

Остановись!!! Саморазрушение начинается именно с информационных полей, с того момента, когда Ангел начинает метаться и перестает чувствовать тебя. Остановись!!! И живи настоящим! Сегодняшним, этой секундой и этим мгновением! Если ты в этой секунде, значит, ты и сейчас, и в прошлом, и в будущем. Если ты в этом дне, то твое настоящее — прочно, а это значит, что и твое будущее — прочно. Помни об этом!

Здесь, в нашем Храме, я постепенно раскрываю перед тобой законы построения твоего организма, которые необыкновенно сложны, если не знать Начала, Истин, идущих из глубин Вселенной. И понимание, которое приходит здесь, должно возродить тебя как личность. А возрождение личности — это победа над болезнью.

29 июля 2000 года (6-я встреча)

Доброе утро, дорогие мои! Мы продолжаем наш Путь! Мы продолжаем наш Полет! Мы смотрим в небо и видим, как высоко-высоко парит птица... И нам, людям, думается, что она в своем свободном полете летит безмятежно и спокойно. Но это далеко не так! Всегда на расстоянии кажется, что другому человеку так легко все дается, что он не прикладывает каких-либо особых усилий, чтобы чего-то добиться. Так же, со стороны, может показаться, что пациенты, приходящие в наш зал, выздоравливают быстро, без особого труда.

Полет и Путь — это всегда труд, это — внутренняя борьба на фоне обретения внутренней гармонии. И это надо отчетливо понимать и стремиться, чтобы этот Путь выходил ровным, не для окружающих людей, а для тебя. Как птица ищет опору в плотности воздуха восходящих потоков, так и человек в этой жизни внутренне должен чувствовать эту опору в себе и в этой удивительной Силе, которая пришла на эту Планету когда-то, сотворив все живое и неживое, сотворив каждого из нас, и которая и сейчас вновь здесь.

Мы продолжаем наш Путь в восходящих потоках Энергии Сотворения — Энергии Матери, в восходящих потоках раскрывающейся Души своей. Входи в наш Храм сердцем, мой дорогой человек! И не мешай тем, кто истинно уже вошел в него!

Дорогой мой человек! Мы и сегодня продолжаем атаковать главное, что привело тебя в этот зал, — конечно же, источник твоей болезни. Он, как правило, не в клетке и не в органе. Это уже следствие! Он — в образе мысли, в образе твоей жизни. Он — в искаженных информационных полях, которые достались тебе и от родителей твоих. Он — в искаженном информационном поле, которое сложилось и благодаря тебе.

И вот так постепенно-постепенно, шаг за шагом мы восстанавливаем информационное поле, информационно-энергетический каркас твоего организма. Так постепенно-постепенно мы очищаем информационные поля от информационных шлаков, восстанавливаем здоровые нормальные информационно-энергетические и в том числе, говоря современным языком, торсионные связи. Мы заставляем преображаться клеточку, восстанавливаем систему ДНК. Да-да-да, «уходят» даже искаженные молекулы и атомы... Мы заставляем восстанавливаться одновременно все ткани, органы и системы твоего организма.

Еще недавно мы говорили об искажении биоритма клетки и о его последствиях, о нарушении энергетического дыхания, о мембранах клетки, о межклеточном обмене... И лечение шло именно в этом направлении.

А сегодня... Мы говорим об искаженных атомах, об искаженной молекуле, которых в клетках триллионы, триллионы и триллионы. Сегодня мы говорим о них как об источнике возникновения твоей болезни! Да, тебе трудно, да и невозможно представить, каким образом идет воздействие, но это истинно так!

Информационное, торсионное поле атома, молекулы, информационное поле человека как единое целое может быть искажено из-за одного атома или из-за одной постоянной, но сильно искаженной мысли, искаженного желания, отвратительного отношения к себе, неуважения к окружающим, постоянного напряжения и многого-многого другого. Мы восстанавливаем организм как удивительный единый Мир, сотворенный по образу и подобию Господа и Вселенной. Именно так мы воспринимаем себя, как гармоничное соединение Божественного и Физического Миров. Так было задумано и так было реализовано, ибо в этой Программе не было ни малейшего искажения! Организм каждого человека — это сложнейший Мир, в котором не просто тысячи, а миллионы дублирующих механизмов защиты. Сотворенный Господом человек не мог болеть!

Научись владеть собой! Научись чувствовать себя, свой внутренний мир, чувствовать Господа в себе! Это очень трудно! Для одних все это может казаться крайне простой задачей, а для некоторых — невозможной... Возможно все! И то, о чем мы говорим сегодня, станет очевидной реальностью через пару сотен лет... А потом будут говорить, как сегодня говорят о кометах...

Выздоравливай, мой родной! Мы открываем глаза. И да хранит тебя Бог! Выздоравливай! И иди по своему Пути спокойно и уверенно!

7 октября 2000 года (3-я встреча)

Доброе утро, дорогие мои! Вы удобно устроены, не только физически — в кресле, но и внутренне. И мы продолжаем жизнь нашу! Продолжаем жить! И в этой жизни в том числе и наши встречи, приход в этот Храм. В этой жизни — эти несколько часов, которые для многих стали опорой.

Сегодня туман, сыро, неуютно. Но это наш день — день, которого больше не будет, вот такой, субботний. Я надеюсь, что мы не сетуем на то, что на улице туман и сыро. Мы можем сетовать на то, что в квартире прохладно и, может быть, влажно, неуютно. Но на жизнь сетовать нельзя! Если каждый день нам приносит радость, если в каждом дне мы находим дело, если мы радуемся, открыв утром глаза, потому что впереди у нас — огромный день, в котором столько интересного, которое можно и хочется познавать, — это жизнь. А когда каждый день такой же серый, как сегодня, и даже тогда, когда светит солнце, он не в радость и нам нечем заняться, даже тогда, когда мы летим и спешим на работу, а потом с работы, — это уже не жизнь!

И когда я прошу вас сосредоточиться на Главном желании, я говорю о Главном желании жизни и о Главном желании дня, и следующей недели, и следующего месяца. Без этого жизнь невозможна, и это надо понимать. Когда человек начинает метаться, когда ему нечем занять себя и Ангел не понимает его желаний, начинает угасать внутренний огонь. И это происходит необязательно в восемьдесят или семьдесят лет, это может произойти и в шестнадцать лет, и в четырнадцать. Это одна из тех причин, которая приводит молодых людей к наркотикам.

Мы здесь. Мы продолжаем нашу борьбу, наше познание. Энергия Сотворения уже миллионами пронизывающих лучей входит в каждого из нас, а это значит, что наши клеточки постепенно-постепенно входят в состояние истинного физиологического здоровья.

Дыхание Вселенной входит в наши клетки, молекулы. И мы продолжаем наш Путь! Мы устремлены в будущее, но сейчас мы — в себе. Мы не уходим в своих мыслях из зала, мы сосредоточены на себе. Не на болезни, а на своей Жизни! В этом огромном объеме! Мы закрыли глаза и продвигаемся вперед.

Идет лечение! Лечение видимой части тебя... А это значит, что идет восстановление невидимой части, ибо Мир — един, и все невидимое и видимое есть единое целое. Когда мы входим в молекулу, мы обнаруживаем ядро и электроны. Когда мы погружаемся в ядро, мы видим, что и ядро не является цельным, что и оно тоже состоит из маленьких частей, которые сегодня уже открываются исследователями (и некоторые составляющие ядра сегодня нам уже известны). А я говорю тебе, что, погружаясь все глубже в ядро и обнаруживая все больше и больше различных его составляющих, мы вдруг выйдем в торсионное поле, потом — в физический, а затем — в первичный вакуум и обнаружим информационные поля. Вот так устроена Вселенная, и так устроен Человек. Это пока трудно понять, но ты обязательно поймешь, ибо выйдут следующие книги, и ты внимательно изучишь информационно-энергетическое Учение и во всем разберешься.

Я повторяю, суть болезни человека (мы сейчас говорим и о нас с тобой) не в грубых искажениях, которые в организме. Грубые искажения — это клинические проявления, это опухоли, это остеохондроз, это тысячи и тысячи различных заболеваний, воздействовать на которые мы тоже научились грубо. Но грубым воздействием излечить их невозможно, потому что это есть видимая часть очень тонких искажений на уровне клеточки, ее протоплазмы и ядра, рибосом, митохондрий, мембран, на уровне молекул, атомов и, если идти дальше, на уровне информационных полей. Именно в этом заключена, как правило, истинная причина болезни человека. Вот отсюда мы и начинаем лечение. По-другому невозможно! Я не могу твои камешки вытащить просто так! Я не могу твою опухоль взять и сразу удалить, это может сделать возрожденный организм, возрождение которого начинается с восстановления информационных искажений одной маленькой молекулы, миллиардов молекул одной маленькой клеточки и триллионов этих клеток, с восстановления информационных искажений органов, физиологических систем единого организма. И это происходит! Происходит с каждым, кто внутренне готов к этому!

Пойми, что порок на то и порок, что его незаметно, не видно тебе. Можно увидеть себя в зеркало, увидеть морщинки, какие-то недостатки фигуры, но заметить порок очень сложно. Тебе кажется, что это правильно, что так и должно быть. Тебе кажется, что те качества, которые присущи тебе, нормальные, здоровые. Но ведь часть из них оказалась именно теми качествами, которые привели тебя к болезни. И мы должны их найти, мы должны обнаружить их вместе и разобраться во всем. Это и есть то глубокое содержание наших с тобой взаимоотношений, основанных не просто на монологе Доктора в зале, но и на твоем разговоре со мной в твоей Исповеди. Ты должен высказаться пред собой, ты должен рассказать себе о себе же, и когда сядешь писать, ты неожиданно для себя обнаружишь очень много интересного в себе...

Во время написания своей Исповеди ты начинаешь «говорить» со своим Ангелом. Пойми, что Ангел — это определенный информационный объем, это часть тебя, Он реагирует на вибрации, которые тебе непонятны и не видны. (Они очень тонкие и, слава Богу, пока неуловимые.) И когда твои мысли взбудоражены и разноплановы, когда одна противоречит другой, когда ты все время находишься в каком-то смятении, Ангел не понимает тебя. Слишком много лишних, ненужных вибраций, у вас нет контакта, а значит, ты не получаешь Энергию, ту, которая необходима. И начинается хроническая болезнь...

Ясность мысли... Сейчас, когда я все глубже и глубже погружаюсь в прошлые тысячелетия, я с огромным удивлением вижу прекрасный мир очень здоровых, очень разумных и мудрых людей. И с горечью констатирую, как мы деградировали за это время и как глубоко мы упали и продолжаем это падение. И я говорю тебе, пришедшему в этот зал: «Вставай на Путь Преображения! Не оглядывайся по сторонам! И не смотри на деградирующий и опускающийся в бездну неверия окружающий мир! Жизнь гораздо интереснее, чем просто то существование, в котором ты живешь».

Энергия, ее информационные поля с каждым сеансом все глубже и глубже входят в тебя. И проникновение это настолько глубоко, что тебе этого даже не осознать. Главное, что постепенно-постепенно формируется здоровый информационный каркас твоего организма, даже несмотря на то, что ты невольно сопротивляешься этому. Именно он играет главную, доминирующую роль в истреблении и уничтожении болезни. Мы продолжаем активно выводить из клеток, из крови, лимфы и тканевой жидкости огромное количество «шлаков», скопившихся на протяжении многих лет твоей жизни. Мы продолжаем это делать, потому что именно они наносят колоссальный вред твоему организму.

Это — остатки погибших бактерий, это — инородный чужеродный белок и остатки патологических микроорганизмов, которые не покинули тебя, это — остатки различных ингредиентов пищи, которые были неестественными, нефизиологическими, и клеточки не справились с ними. Организм проводит самоочищение своих клеток. Это значит, что уходит огромное количество тяжелых заболеваний инфекционно-аллергического плана. Это значит, что уходит онкология, уходит нейродермит, псориаз, экзема. Идет массовый выход солевых скоплений, и не только на суставах и суставных поверхностях, но и в клеточках. Идет обновление, физиологическое омоложение всех систем твоего организма.

Мы продолжаем повышать истинную физиологическую функцию всех систем, в том числе системы защиты. Это очень важно! Организм постоянно слабеет от приема лекарств, особенно антибиотиков. Слабеет от отсутствия цели в жизни, от раздвоенности, растроенности, от многих-многих причин. И его системы защиты перестают работать. Мы активизируем эти системы путем ввода в них огромной сильной глубинной Энергии Сотворения, Энергии Творения, которая восстанавливает механизмы образования защитных систем, которая восстанавливает лимфу, защитную функцию клеток. Клеточная защита, органная защита, защита всего организма, специфическая защита, неспецифическая защита, защита иммунная и т. д. и т. д. — все это одновременно, все вместе. Мы продолжаем активизировать функцию многочисленных систем, участвующих в образовании и синтезе белков, углеводов, жиров. Восстанавливается функция печени, поджелудочной железы, функция эндокринной системы. Восстанавливается нормальная здоровая проходимость энергетических каналов, артерий. Идет удаление кистоидных образований, полипов.

Идет Здоровье... Оно уже в тебе. А ты еще не «слышишь», ты еще не чувствуешь ничего?! Надо войти в это состояние! В состояние, из которого ты вышел. Конечно, неосознанно. Разве может человек сознательно сказать себе: «Я хочу болеть»? Конечно, нет!

Мы входим в состояние здоровья как бы вслед за организмом. Удивительный парадокс: организм идет к здоровью, а нам трудно менять свой образ жизни, эту жизнь, которая уже изменилась. Мы начинаем ее менять! Мы меняемся! Я это чувствую!

14 октября 2000 года (4-я встреча)

Доброе утро, мои дорогие. Мы продолжаем наш Путь! Мы продолжаем наше лечение!

Идет Основной сеанс. Основной сеанс — это часть сеанса или та часть Пути, которая является главной основой формирования здоровья, фундаментом для дальнейшей борьбы с болезнью. Мы строим Храм. Каждый строит свой Храм! И это уже стало неотъемлемой частью жизни многих из нас.

Болезнь... Она захватывает многих. Она захватила уже миллиарды людей. В мире, в стране, в нашем городе почти нет ни одного здорового человека, начиная от младенца, только-только появившегося на этот свет, и заканчивая пожилым человеком. Болезнь, порожденная вирусом неверия в Господа, вирусом насилия, злобы и агрессии, захлестнула сегодняшнее человечество. Но в наши залы приходит человек, который готов к тому, чтобы раскрыть сердце, обнажить Душу, который готов принять истинную, а значит, естественную Веру.

Вере нельзя научить, веру невозможно обрести в один миг, она обретается человеком в течение всей его жизни — поиском, терпением, постоянной работой над собой. Вера обретается постоянным движением в поиске Истины. Вера — это и разочарование в одном, и обретение в другом. И не может быть у здравомыслящего, грамотного, интеллектуально развитого, культурного, высокообразованного человека фанатичной веры в то, чего не видно, в то, чего он не чувствует.

Она приходит постепенно. И когда здесь, в нашем зале, эта Вера приходит к тебе, к нам, объединяя нас, — эта Вера прочная, надежная. Ибо здесь ни у одного человека не может быть ни малейшего сомнения в том, что здесь честность превыше всего, здесь бескомпромиссная борьба с болезнью, а значит, с нашими недостатками и с нашими слабостями. Да-да, я говорю с «нашими», потому что я вместе с тобой, я — человек, и я тоже преодолеваю определенные слабости.

Мы здесь вместе учимся и вместе приходим к вере, к вере, которую когда-то потеряли. Я говорю о вере в человека, о вере в искренность, я говорю о вере в любовь, о вере в будущее. А затем приходит иная Вера, которая «поселяется» в каждом из нас, ибо в каждом из нас — Господь, в каждом из нас — частица Вселенной. И она наполняет нас, потому что она живая, она пришла с нашей Душой, но она была закрыта нашим воспитанием, мировоззрением и уже определенной философией жизни. И эта Вера приходит к нам! И она становится самой надежной, самой верной спутницей, которая начинает сопровождать нас в этой жизни.

Программы... Это программы восстановления клеток, атомов, молекул. Это восстановление первичных полей, которые образуют эти атомы, эти клетки. Как мне легко уже говорить сейчас, ибо я чувствую, что ты немножечко меня понимаешь. Ведь пятую книгу ты уже прочитал, пусть даже не понимая некоторые моменты. Все-таки нам легче общаться, легче нести новые знания, а значит, объем этих знаний все больше и больше будет нарастать.

Болезнь... Она формировалась всей твоей жизнью... Она зрела и формировалась с момента зачатия... Я и сегодня, и сейчас говорю, что болезнь будущего человека, как и сам будущий человек, формируется в утробе матери благодаря информационному окружению не только мамы, отца, но и тех почти постоянных людей, которые находятся рядом. Информационные искажения родителей формируют информационное искажение ребенка, и вот уже так называемая наследственная болезнь. Информационные искажения, которые передаются от бабушек и дедушек, а те в свою очередь несут их от своих пап и мам, дедушек и бабушек — это уже информационные искажения рода.

В человека входит чистая Душа. В него не может входить искаженная Душа, ибо искаженная Душа не входит в пространство Божественной Вселенной. В тебя входит чистая, наполненная сиянием и любовью Господа Душа, в ней чистые вибрации. И когда ребенок рождается, когда он смотрит на тебя, внимательно-внимательно посмотри в его глаза, и ты в какой-то момент можешь увидеть глаза Вселенной, глаза Господа. В какой-то миг ты увидишь взгляд умудренного жизнью взрослого человека, и тебе даже станет не по себе. Это бывает не все время... И не каждый может и способен это увидеть. Но попробуй, и ты заметишь...

Информационные искажения — именно на них обращено внимание некоторых программ и сегодняшнего сеанса. Этот информационный шлейф, который тянется за тобой и который сегодня весь в тебе, требует очищения и восстановления. Это очень важно не только для тебя, но и для твоих будущих потомков. Если нам удается убрать твое информационное искажение (а нам удается это с тобой сделать!), оно со временем окажет положительное влияние на твоих детей.

Но сейчас и каждый раз я говорю, говорит Вселенная: «Ты начинаешь с себя!» Мы начинаем с тобой с твоей малюсенькой клеточки, с твоего невидимого атома, с его ядра, с его электронов и протонов. И мы уже знаем, что такое кварки и лептоны, которые внутри ядра, которые еще мельче нейтронов и протонов. И мы воздействуем! И мы знаем, что там дальше. Восстановление информационного поля этого атома есть начало цепной реакции выздоровления всего твоего организма. Сколько атомов в тебе? Триллионы в триллионной степени! Сколько молекул? А сколько клеток? Триллионы и триллионы клеток! И они соединены в единое целое, в единый информационный объем, информационный каркас, и они управляемы. Это очень важно.

Главным консолидирующим механизмом, главным механизмом здоровья является Душа — чистая, несущая в себе равновесие и создающая равновесие, соединенная с твоей мыслью, с твоим нормальным желанием и, в свою очередь, соединенная с Ангелом — абсолютной копией тебя. Если ты ставишь заслонку между собой и Ангелом, а это очень просто — если твои мысли хаотичны, если твоя жизнь беспорядочна и ты не знаешь, что делать, если утром, проснувшись, ты даже не знаешь, что предстоит тебе сделать сегодня, а тем более завтра, если у тебя нет планов на ближайшие недели и месяцы — Ангел начинает метаться, начинает метаться Душа. И постепенно между тобой и Ангелом вырастает та пропасть, которую с годами тебе становится уже просто не преодолеть, и ты не понимаешь, отчего «вдруг» все в твоей жизни пошло не так, отчего на тебя посыпались всякие беды и болезни и т. д. Как просто это понять здесь, в Храме, но как сложно это воплотить в обычной жизни, изменив себя и свое отношение ко всему в этом мире.

С нами говорит Вселенная моими устами, она говорит современным языком, по сути, говоря то, что написано в религиозных источниках. Только там — другой текст, другие слова, ибо тогда было другое время и люди разговаривали по-иному. Но философия здоровья, философия Сотворенного Человека не меняется и не может измениться, меняется просто сам человек. Законы, по которым происходит воплощение, Законы, по которым развивается Вселенная, а это значит — Законы Истины, они существуют всегда, и они неизменны! Меняется сам человек и изменяет свое отношение к ним настолько, что перестает их замечать, а значит, игнорирует в повседневной суете своей жизни. Непонимание и незнание Законов развития Вселенной и человека отнюдь не означает, что их нет и они не существуют!

Все, что произошло и происходит во Вселенной, направлено на творение живого, ибо Бог творит живое для себя, для созерцания, обретения опыта и расширения жизни в Физической Вселенной. Вселенная расширяется, Вселенная продолжает свое строение и построение, и продолжают расширяться наши с тобой знания. А это значит — продолжают расширяться наши представления о здоровье и болезни.

Пройдет совсем немного времени, и будущие поколения людей, читая твои Исповеди, читая наши с тобой книги, будут так же, как когда-то (как сегодня мы, читая Пифагора, Гиппократа, Коперника), задавать себе вопрос: почему тогда люди не понимали всего этого, ведь это так очевидно? Так устроен человек! Изначально у нас с тобой не было выбора, ибо болезнь прижимала нас к земле. А сейчас у нас тоже нет выбора, потому что у нас выросли крылья и наше сознание приподнялось над землей и потому что сегодня для многих из нас мысль требует Вселенских Знаний и сегодня мы уже хотим познать гораздо больше, чем написано в обычных учебниках для приземленных людей...

Да, сегодня мы продолжаем Путь к Здоровью. Сегодня нас еще беспокоит болезнь, особенно тех, кто пришел впервые, кто на второй, на третьей, на пятой серии. Но и они уже чувствуют, как раскрывается Душа, как она буквально требует знаний. И я стараюсь, как ни сложно, как ни трудно, но каждый день хотя бы немножко писать, рассказывать о том, что ты должен знать, мой дорогой человек.

Выздоравливай! Выздоравливай, родной мой! И да поможет тебе твоя Вера! Да поможет тебе Господь, Любовь и Храм наш! Мир тебе, дорогой мой! Мир Дому твоему! Мы открываем глаза и «входим» в наш зал.

10 апреля 2001 года (9-я встреча)

Добрый вечер, дорогие мои! Мы продолжаем свою жизнь, мы продолжаем жить и бороться, познавать, удивляться и огорчаться, мы все еще продолжаем растрачивать себя на пустяки — и от этого болит сердце, от этого возникает обострение, которое еще буквально несколько дней назад в течение первых сеансов покинуло нас. А значит, мы продолжаем главное — мы продолжаем учиться пребывать в состоянии мира с собой, раскрыв сердце и Душу перед новым и неведомым. И мы учимся закрывать себя тогда, когда чувствуем, что идет агрессия и зло. Мы продолжаем наш Путь, мои дорогие.

Сегодня я хочу, чтобы вы активно включились в сотворение собственного здоровья, а это значит, что часть Энергии будет управляться вами, каждым из вас. Небольшая часть, но именно она может оказать решающее воздействие на динамику выздоровления. Я хочу, чтобы сейчас вы обозначили для себя главную проблему (сейчас мы говорим о здоровье), главный орган. Сейчас это нужно. То, что вас больше всего беспокоит и тревожит. Представим себе золотистый шар — яркий, как солнце, как вулкан, как магма, сокрушающий все. Но он управляем, это — Энергия, которую вы не видите (но которую видят некоторые). Она в виде огромного шара окутывает вас, ее центр и ядро — 30–40 см. Сейчас ваше сердце находится внутри этого шара. И на протяжении всего сеанса, особенно Основного, вы будете вести Энергию из этого шара (а он будет пополняться ею вновь) в виде золотистых ручьев, рек в тот орган, в ту систему, которая вас более всего сейчас тревожит.

Вообразите себе этот шар, который сейчас окутал сердце. Главное желание... Вы удерживаете золотой шар в районе сердца. Вообразите, пофантазируйте. И ведите его. Если у вас болит сердце, поражены клапаны или коронарные артерии и главная проблема для вас — сердце, вам в этом смысле немножко легче — вы удерживаете просто Энергию здесь. Если у вас болят суставы, вы ведете Энергию в суставчики последовательно и в то же время одновременно, представляя себе все суставы. В любой орган постоянно от сердца идут потоки этой живительной, светящейся золотом Энергии, которая входит в органы и атакует болезнь. Если у вас рак, она выжигает опухоль, и вы помогаете ей. Если у вас поражены бронхи, Энергия здесь, она распространяется по бронхиальному дереву и начинает лечить ваши бронхи.

Мы продолжаем атаковать болезнь.

Настройся сейчас на решительную борьбу с болезнью. Я не акцентирую внимание, где находится Энергия. Я не акцентирую внимание на программе, потому что управляешь Энергией ты. Твоя мысль постоянно нацелена на тот орган и ту систему, которая сегодня восстанавливается и тобой. А я продолжаю восстанавливать твой Мир — огромный, удивительный и бесконечный. Мы продолжаем восстанавливать его гармонию, красоту, его неповторимость.

Божественная, Физическая Вселенная... Человек как центр Вселенной, как центр Мироздания. Человек как видимое проявление присутствия Разума в Физическом Мире. Только подумай, девять тел пребывают в Божественном Мире, и только Плоть — десятое тело — проявляет себя в Физической Вселенной. Жизнь каждого человека — это в основном жизнь в Божественной Вселенной, и не каждому удается войти в Плоть и ощутить себя в Физическом Мире. Наша задача в том, чтобы этот период соответствовал положенному периоду пребывания Души в теле. Какой смысл было сотворять человека и входить в него, чтобы жить в болезни, в страдании, в горе?! Все бессмысленно в таком случае. Мы здесь для того, чтобы выздороветь, — это естественно и понятно. Но выздоровление — это восстановление полного гармоничного Мира, в котором тело Физическое — одна десятая этого Мира. Наша задача в том, чтобы в этой жизни определить для себя и найти смысл и радость для того, чтобы ощутить себя истинного, настоящего, а не ложного, показного, задавленного грузом навалившихся обстоятельств, бед и болезней.

Сейчас мы ведем Энергию в тот орган, в ту систему, которая доставляет нам наибольшее беспокойство в Физическом теле. Ты ведешь ее... Я же продолжаю восстанавливать твой Мир. Продолжаю воздействовать на атомы, молекулы (я говорю сейчас об информационном содержании), на твои Тонкие тела, начиная от энергетического информационного потенциала клетки, завершая Высшими телами и Мирами. Мы продолжаем восстанавливать нормальные, здоровые, а не уродливые связи между Ангельской Структурой и тобой. Мы продолжаем восстанавливать себя...

Плотная, очень плотная Энергия... Настолько плотная, что... да-да, вдавливает и прижимает. Становится даже тяжеловато. Не волнуйся, сейчас это ощущение уйдет.

Тепло... Тепло сейчас там, где Энергия, которую ты ведешь. Тепло — это не только обычное тепло, жар или даже горение, это могут быть и потоки холода, и покалывание тысяч и миллионов иголочек или же полное отсутствие ярких ощущений — ничего, главное, удерживай Энергию, дорогой мой человек.

Сейчас идет чисто энергетическое воздействие. Мы исключаем малейшее проявление психотерапии, малейшее внушение. Полная тишина. Музыка. Музыка Души... Музыка Любви... Музыка Души звучит в сердце каждого из нас. Мне хочется надеяться, что это так... Мы слышим ее и откликаемся на ее зов, и она звучит все сильнее и сильнее. Эта музыка вдохновляет и окрыляет, и она побеждает болезнь. Послушай эту музыку Любви...

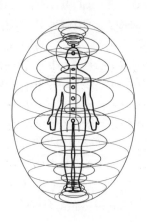

ПРИЛОЖЕНИЕ 2.
ОПЫТ ПАЦИЕНТОВ

Вх. 16033 от 17.05.03; 17.07.1947 г. р.[1]

Здравствуйте, Доктор Сергей Сергеевич!.. Два года назад врачи поставили мне диагноз — цирроз печени... В декабре 2000 года я упала на улице и сильно ушибла правый бок. В январе 2001 года у меня несколько раз поднималось давление, а в июне 2001 года на УЗИ определили цирроз печени... Ходила в книжные магазины, искала книги, которые мне помогли бы, а Вашу книгу купила не сразу — когда прочитала несколько строк, сразу купила... Свои недуги я старалась осилить сама, так как почему-то не очень верила в лечение таблетками... Ваши книги получила вовремя, когда совсем пала духом... Занимаюсь заочно нерегулярно — 2 раза в день в течение 6 месяцев, далее занималась не так интенсивно...

Я Вам очень благодарна, так как диагноз по печени теперь не подтвердился, асцита нет,

---

[1] Письма пациентов публикуются во всех книгах Доктора С. С. Коновалова, здесь приводятся только некоторые из них — *прим. ред.*

и еще рассосался узел вены на левой ноге. По заключению гинеколога, фибромиома матки значительно уменьшилась... Обычно вены на руках у меня всегда набухшие, а после сеанса — тоненькие. Если я лежу, и книга или буклет рядом, то я ощущаю нежное прикосновение Энергии по спине. Когда я вижу сиреневое облачко с закрытыми глазами во время сеанса, то улыбаюсь, и на душе становится радостно... Сон стал более крепким. Сейчас я чувствую себя лучше, бодрее, спокойнее, терпимее к недостаткам других людей. Мне очень жаль людей, которые не верят в это лечение Энергией Сотворения, а ведь она могла бы помочь им. Когда перед началом сеанса читаю книги или проповеди, то сеанс проходит ярче. Иногда, чтобы лучше сосредоточиться во время сеанса, я много раз повторяю: «Петропавловская крепость — центр концентрации Энергии Сотворения», и усиливается покалывание в ступнях ног (ноги на буклете). С глубоким уважением к Вам.

3.05.2003, г. Воркута

Вх. 19896 от 27.11.03; 22.12.1951 г. р., столяр-плотник

Здравствуйте, Доктор Сергей Сергеевич!.. Приобрел Ваши книги в июле 2002 года. Лечение начал в ноябре 2002 года. Сначала сеансы принимал только по воскресеньям нерегулярно. А с сентября 2003 года интенсивно и регулярно утром и вечером + в 3 часа воскресный заочный сеанс...

Результаты лечения таковы:

— Геморрой — полностью ушел, уже год не беспокоит и не проявляет себя никак.

— Запоры — полностью ушли, стул регулярный.

— Шейный остеохондроз — год не беспокоит, короче — нет его.

— Поясничный остеохондроз — не беспокоит, как раньше.

— Локти, кисти рук — стало значительно лучше.

— Опухоль (какая, определить не могу, у врачей не был, испугался операции) — прошла полностью за 3 недели.

— Боли в голове, справа над ухом до темечка (после сотрясения мозга) — не беспокоят.

— Язвенная болезнь 12-перстной кишки — год все было хорошо; сейчас было обострение — справился за неделю.

Хотелось бы описать свои наблюдения за собой, ощущения, мысли. Как проходит лечение? Есть интересные случаи. Один из них — это изменение отсчета времени жизни: до Коновалова и с Коноваловым.

До Коновалова была спешка (непонятно, зачем и для чего), болезни, больницы, поликлиники, горы медикаментов, Малахов, Луиза Хей, Травинка, Бутейко и прочая, якобы полезная, литература. Несмотря на то что эти авторы помогали без лекарств справляться со своими недугами (которые непременно возвращались), они не находили истинной причины болезни и не изменяли образа жизни, не поворачивали человека к себе лицом, не заглядывали в душу. И вот начало новой жизни — с Коноваловым С. С.

Как только я увидел у знакомой книгу «Заочное лечение», меня привлек свет, идущий из лечебного зала, я сразу это принял и сказал себе: «Это мое, я давно это искал!» Тут же выписал все книги, и пошла «везуха». Предложили новую работу, и довольно легко произошел перевод, получил 3-комнатную квартиру в новом доме и переехал (семья приехала из отпуска уже на новую квартиру). Пришли книги, и началась другая жизнь. Качественно другая! Чтение книг, непонимание, разбор, диспутирование, совместные «читки» исповедей, слезы радости за людей и надежда на свое выздоровление. Стали меняться сами. Потеплел климат в семье, стали терпимее и бережнее относиться друг к другу. Выписали книги всем родным: радость за их успехи и огорчение за тех, кто их не читает. Единственный, самый дорогой и полезный подарок — это здоровье и жизнь, а они его не принимают. Стал меняться мир вокруг нас: появились звезды, луна-красавица, деревья, воздух, мороз и люди — их лица, чего раньше не замечали...

Вх. 14896 от 29.03.03
(дата рождения не указана)

Здравствуйте, уважаемый Сергей Сергеевич! ...Три года после операции на черепе не могла встать с постели вообще. В 1999 году мне из Санкт-Петербурга прислали Ваши книги. Веры у меня никакой не было ни во что, но приснился сон. Лежу на пляже в Крыму одна, никого нет. Ко мне подошли Вы с женщиной-блондинкой и велели мне не медлить с лечением. Мне это было странно, так как я Вас никогда не видела, кроме книги. Ушли, и я решила пойти за Вами, узнать точнее и все... Когда проснулась — решила Ваши книги читать и была удивлена Вашим предсказанием — не медлить.

Начала спать, кушать лучше, плакать меньше, вставать и сидеть в постели, потом ходить тихо с палочкой, но сама. Прошел год, и я стала себя заставлять ходить по лестнице. Поднималась и спускалась вся мокрая, как после дождя, но сама. Теперь выхожу на улицу медленно с палочкой... При выходе на улицу стали люди удивляться, зная меня безнадежной...

С уважением.
г. Н. Волынский

Вх. 1015351 1939 г. р.

Уважаемый Сергей Сергеевич! Я продолжаю становиться все здоровее и здоровее. Могу присоединиться к тем пациентам, которые говорят, что чувствуют себя лучше, чем 10 лет назад. Все знакомые говорят, что я помолодела, да и сама я чувствую, что молодею, в том числе и душой. Ко мне возвращаются молодые желания и молодая эмоциональная память. Уже два года у меня нет флюсов, которые меня мучали и которых я боялась. Уходят многие женские проблемы. Я не могла представить себе, что так сильно могу измениться. Теоретически я всегда знала, что «посеешь характер — пожнешь судьбу», но истинное понимание приходит, когда сам проживешь определенное состояние. Спасибо Вам за все.

31.07.2000, г. С.-Петербург

Вх. 1015956; 11.10.1959 г. р.

Здравствуйте, уважаемый Сергей Сергеевич! Пишу, чтобы рассказать о результатах лечения при посыле Энергии в конце сеанса. Мой папа..., живет в Тверской обл., ему 75 лет. 20 лет назад у него на шее со стороны спины вскочил фурункул. Отец его выдавил, остался небольшой бугорок, который постепенно увеличивался и стал размерами 6х3 см. Я в конце сеанса посылала ему Энергию, и у него это огромное образование вскрылось, и вышло большое количество гноя. Это первый результат. Второе: папа чувствовал, что в низу живота у него появляется грыжа, которая раздвигает мышцы брюшного пресса. Сейчас у него нет ни грыжи, ни жалоб на нее. Папа, как в основном все мужчины, не делал энергетических упражнений и не носил буклета.

Доктор, спасибо за выздоровление отца!

03.2003, г. Санкт-Петербург

Вх. А019236; 1948 г. р., химик-технолог

Здравствуйте, дорогой Сергей Сергеевич! Я никогда не писала Вам писем, только анкеты, а сегодня просто не могу не написать. Мне очень необходимо с Вами поговорить. Слезы текут ручьем, но не от горя, а от счастья, потому что мой Ангел-Хранитель в мае 2001 года познакомил меня с Вашими книгами, а потом и с Вами. Я и раньше всегда мысленно разговаривала с Вами, а сегодня получается — крик души. Вы уж извините меня. Ваши слова «у каждого из вас свой путь» я осознала для себя как «мой путь».

2003 год был для меня необыкновенно тяжелым. В нем было много, даже слишком много горя. Убили родного брата, предательство и малодушие его сына, все эти совершенно безумные наследственные разборки... Не было сил не то что читать Ваши книги и заниматься по ним, а и просто жить. Меня спасли Ваши пациенты — нашли меня, предложили абонемент на Ваши сеансы, и я с Вашей помощью, с помощью Энергии Сотворения не просто ожила, но и пошла дальше, я стала жить... Январь 2004 года для меня явился месяцем открытий и переосмысления самой себя... Я вдруг до боли отчетливо осознала свои ошибки в отношениях с племянником после гибели брата. Я не просто осознала, я простила и отпустила от себя свои обиды и амбиции. Но самым потрясающим для меня было мое ощущение — обретение внутренней свободы. Как будто я подвиг совершила какой-то, я целый день «летала, как на крыльях»... А потом последовало одно чудо за другим — я стала открывать себя через осознание своих ошибок...

29.01.2004, Ленинградская обл.

Вх. Б033763; 1949 г. р., экономист

Здравствуйте, дорогой Сергей Сергеевич! Огромное спасибо за спасение жизни... Пишет Вам ... — Ваша пациентка с 2005 года, нахожусь в зале. Вчера позвонила племянница из Германии и попросила написать Вам самые-самые глубокие слова благодарности за спасение жизни ее дочери. Диагноз: острая саркома кости таза и мягких тканей. При обнаружении в апреле 2006 года опухоль была уже с футбольный мяч. Они живут в Германии. В июле 2006 года были у Вас на личном приеме. Но было уже поздно — ее прооперировали и удалили 2 кг подвздошной кости таза с удалением левого тазобедренного сустава и всех мышц ягодичной зоны, был установлен искусственный сустав. Но в результате 36 химиотерапий полностью отказался работать желудочно-кишечный тракт — перевели на искусственное питание и искусственное калоотделение, потеряла в весе 25 кг. Затем наступила остановка работы костного мозга, сепсис. Поэтому вынуждены были удалить сустав. Врачи сказали — все... конец. И только заглядывали в палату. Девочка без сознания находилась три дня. Но мама обложила ее всю буклетами, обтирала ее заряженной водичкой, буклеты меняла каждый час и читала беспрерывно книги Доктора вслух.

И они ПОБЕДИЛИ!!! Когда доченька пришла в себя, мама ее спросила: «Где же ты была, доченька?» Она ответила: «Я была в зале у нашего Доктора». Это было 20 февраля 2007 года. Через месяц ее уже выписали домой, и они, наконец-то, смогли проводить энергетическое лечение по-настоящему.

И как результат:

— полностью восстановилась работа желудочно-кишечного тракта. Очень помогли в этом книги «Книга, которая лечит. Органы пищеварения»;

— вес повысился на 20 кг. Сейчас весит 45 кг;

— вышли 2 камня из почек по 1 см;

— восстановилась работа костного мозга — ушла лейкемия;

— выросла мышца удаленной ягодицы!!! Врачи говорили, что придется сидеть, подкладывая под левую ягодицу подушку. Так сразу и было. А сейчас... выросла!!! Почти сравнялась с правой.

— Начинает ходить на костылях, немножко опираясь на левую ногу. Как она это делает, никто понять не может, ведь у нее удалены кости таза и тазобедренный сустав, отсутствует костное соединение с позвоночником.

Доктор, если выросла ягодица, значит, может вырасти и кость?

26.02.2008, г. Минск

Вх. МО28606; 1933 г. р., инженер-химик

...Мое письмо — это письмо благодарности за то, что в мою жизнь вошла «нечаянная радость» встречи с Вашими книгами и встречи с Вами. В своих двух анкетах я Вам уже писала, что с декабря 2001 года, с момента приобретения книг, в моей жизни произошли четыре чуда. Одно из них — встал на место позвонок шейного отдела... В мою жизнь вернулся, как заново родился, сын. Это после 15 лет неприятия меня и моей любви к нему и внучке!

Запрещалось видеться, разговаривать с внучкой. Слово «бабушка» в семье не произносилось. От сына ни телефонных звонков, ни тем более встреч. Три зимы по семейным обстоятельствам я оставалась жить на даче, не приспособленной к зимним условиям. Без воды, без канализации, с разрушенным отоплением. Занесенная снегом, без телефона, иногда больная. Ни разу не приехал навестить. Спасали подруги. И вот после приобретения Ваших книг как будто пелена спала, изменились обстоятельства жизни. Состоялся первый живой разговор с сыном. И вот уже третий год моя жизнь озарена любовью. После второго сеанса первой серии в 2002 году я стала ходить. До этого травмированная в колене нога не давала спускаться и подниматься по лестнице. А через год заочного лечения, в течение недели, занимаясь по 3–5 часов в день, я вернула себе 100% зрение почти слепого глаза, пораженного тромбом верхнечелюстной вены.

12.02.2004, г. Москва

Вх. МО34559; 1940 г. р., канд. техн. наук

...В целом благодаря заочным сеансам и энергетической зарядке я чувствую себя моложе моих лет и моих сверстников. Другой аспект работы с Учением Доктора Коновалова — это получение знаний, которые нельзя получить ни из каких других источников, только в разных учениях — различные отрывки и то с искажением.

А как приятно видеть удивление ученых-физиков, когда они математически доказывают те факты, которые невозможно представить, а в Учении Доктора Коновалова С. С. это все уже описано.

11.04.2007, г. Москва

Вх. А030945; 1939 г. р., врач

...Прочитав первую книгу, я сразу безоговорочно поверила Вам и начала делать энергетическую гимнастику и принимать заочные сеансы по выходным дням.

Я врач с 40-летним стажем. Причем врач по призванию. Очень любила свою работу, отдавала всю себя. 25 лет работала зав. отделением... Целый день на работе, а ночами снова вызывали к тяжелым больным. Я не сетовала на это. Спасала тяжелых детей, а когда это не удавалось, с каждой смертью уходила частичка моей души. Но все-таки я спасала большую часть детей, и летальность в моем отделении с каждым годом падала. Прошла 11 усовершенствований... но с каждым годом росло мое разочарование, видела и чувствовала, что делаю что-то не то. Одни и те же дети вновь и вновь возвращались в больницу.

А что мы можем предложить нового? Стала усиленно изучать методы нетрадиционной медицины, читать лекции о здоровом образе жизни, применять травы и биологически активные добавки, конечно, относясь к ним с пристрастием. Стала получать результаты значительно лучшие, чем от обычных медицинских методов, иногда даже очень хорошие. Но... чувствовала, что еще чего-то не хватает, может быть, самого главного. Когда прочла Ваши книги, поняла: ВОТ ОНО!

Самой большой болью в моей жизни является здоровье моего сына. Я писала Вам о нем. Он слепой, сам писать не может. Я отдала в армию здорового крепкого парня, а получила инвалида. И вот уже 20 лет мы в постоянном поиске. Куда только ни ездили, все безрезультатно. Как врач, я понимала, что заболевание его неизлечимо, но не хотела с этим мириться. Я все время верила, что наука дойдет до методов лечения аутоиммунных заболеваний. И вот — Ваши книги! Мы начали лечиться заочно. Я так мечтала попасть к Вам, а это казалось невозможным. Но я так этого хотела, что это сбылось. И вот мы здесь. Ходим сразу в три зала... Сегодня утром — радость!!! Сын увидел стол и на столе хлеб и сам взял его (до этого я ему все вкладывала в руки). Значит, лед тронулся!

03.2005, г. Лысьва, Пермская обл.

Вх. МО35880; 1946 г. р., инженер

Здравствуйте, дорогой Сергей Сергеевич! Впервые Ваша книга «Слово о Докторе» попала мне в руки примерно пять лет назад. Казалось, это то, чего ждала. И вдруг читаю: нужно приготовиться к драме потери близких. Эти слова, вырванные мною из контекста, поразили и остановили меня несоответствием моим мыслям о самой себе — я попросила Бога о себе: уйти в 67 лет незаметно для себя и близких, потому что пережить близких казалось невыносимым. Больше не читала, книгу положила в сумочку, и она (книга) всегда была со мной. Спустя время, ощутила, что исчезло ослабление мочевого пузыря (подтекание мочи, частое мочеиспускание, невозможность долго терпеть), вызывающее большие неудобства и тревогу.

Через несколько лет, в апреле 2005 года, на меня навалились радикулит и сильная простуда одновременно. Самочувствие было очень скверное, и я позвонила тете в Санкт-Петербург посоветоваться. Она — доктор, ей 82 года, всю жизнь прожила в Ленинграде и Санкт-Петербурге, пережив войну и блокаду. Ее ответ: все брось и немедленно приезжай. Через пару дней я была у нее и слушала ее рассказ о Вас, Сергей Сергеевич.

В тот же день купила Ваши книги и буклеты, уехала домой и начала читать, пить заряженную водичку, выполнять энергетические упражнения и принимать воскресные сеансы. Через три месяца случайно обнаружила, что в горле ничего не мешает. Осмотрела горло — ни одной гнойной пробки, только рытвинки в гландах. С тех пор гланды чистые. Тогда же заметила, что голова болит все реже и все слабее. Резко снизила потребление анальгина — моего главного лекарства. На сегодня могу сказать, что уже 6 месяцев не применяю его совсем.

Моя первая очная серия состоялась в феврале 2006 года. В тот момент, когда Вы вышли на сцену и произнесли первые слова, неизвестная сила бережно запрокинула мою голову назад. Я испугалась головокружения и тошноты и попыталась ее поднять, но не смогла. Чудесная сила крепко держала. Ни головокружения, ни тошноты не было. Я успокоилась и пробыла в этой позе до того момента, когда Вы попросили проснуться тех, кто спал. С той поры я запрокидываю голову без страха и без головокружения. Легче поворачиваю голову вправо и влево, хруст в шее уменьшился.

В середине моей первой серии, в феврале 2006 года, возвращаясь домой, поднялась на двенадцатый этаж пешком (лифт не работал) и только перед дверью в квартиру осознала, что поднималась без остановки и ни капли не задохнулась.

В марте 2006 года посчастливилось попасть на Ваш концерт в Москве в концертном зале «Россия». В апреле 2006 года была моя вторая серия. Летом без труда и без боли в пояснице нагибалась к своим грядкам, цветам, посадила много новых растений. А осенью 2006 года — два вечера с Вами в Лужниках. В декабре 2006 года — третья и четвертая серии в понедельник и среду утром и вечером.

Книги читаю медленно, по несколько раз возвращаюсь к прочитанному. В какойто момент ушло желание покинуть эту жизнь. Пришло понимание смысла жизни, захотелось пожить подольше и посчастливее в этой жизни и в следующих жизнях, если они будут мне даны.

...Возвращаются интересы, которых в жизни было много. Легче стало ходить — больше хожу пешком, на 4-й этаж поднимаюсь без остановки. На работе замечаю вопросительно-удивленные взгляды на себе. Те люди, что поближе, говорят, что хорошо выгляжу, 60 лет не дать.

Сергей Сергеевич! О таком улучшении здоровья я не могла и мечтать! А ощущения таковы, что становлюсь моложе.

Сейчас маленький буклет ношу на груди. Читаю и читаю Ваши книги перед сном, затем слушаю диск с Проповедями или с музыкой. Во время прослушивания часто явно ощущаю присутствие Энергии Сотворения в виде тепла и нежной пульсации в ладонях, или теплоты в коленных суставах, или неожиданного и глубокого вдоха-выдоха.

Заряженной водичкой вылечила воспаление десен — полдня полоскала рот, и через 3 дня воспаление ушло. Мелкие раны на руках (порезы и ожоги) поливаю водичкой, и быстро заживают. При болях в пояснице прошу Ангела моего полечить, и он лечит — боль уходит через 10–15 минут.

Цветок поставила рядом со стопкой Ваших книг и поливала заряженной водичкой. Получилось мощное и красивое, притягивающее взгляд растение.

То, что происходит со мной, практически незаметно, без каких-либо сильных ощущений, как само собой разумеющееся и без усилий с моей стороны.

8.04.2007, Московская обл., Ленинский район

Вх. МО34436; 1949 г. р., биолог

Весной мы перебираемся жить на дачу. В мае месяце вынесли все рассады в теплицу. Она не отапливается. Как-то случилось, что мы не слышали в этот день прогноза погоды. Утром слышим по радио — минус 7. Я сразу к парнику — все рассады как-то потемнели, листья поникли. Думаю, все пропало! Тут я вспомнил про буклеты Доктора. Повесил один буклет в теплице, попросил Бога и Вас, Сергей Сергеевич, помочь бедненьким растениям выжить. И они выжили! Не то что просто выжили, а дали отменный урожай. Вдвое больше, чем в прошлом году. С тех пор буклеты у нас везде, даже в погребе!

Спасибо Вам, Сергей Сергеевич, за все! Мы с Вами!

12.2005, г. Москва

Вх. А033535; 1970 г. р.

...После приобретения буклетов в Санкт-Петербурге, когда привезли их домой, стали происходить явные изменения. Мой муж, не признавая Вас, через некоторое время взял буклет и заряжает воду, носит с собой. Я даже не спрашиваю его ни о чем. Если он взял его, то это уже говорит о многом, но факт был налицо, когда он на машине врезался в ворота своего гаража. Ворота были сильно погнуты, пришлось выпрямлять их домкратом трем сильным мужикам, а на машине ни одной царапины, ведь там был буклет. Он был в шоке, постоянно говорил, что такого не может быть. Не веря своим глазам, он поехал в сервис, чтобы там посмотрели машину. Но работники сервиса после его объяснений не понимали, что ему надо. Они просто сказали, что при таком ударе были бы значительные повреждения или хотя бы трещины. Он доказывал свое, а они просто смеялись и думали, что с ним не все в порядке — «больной на голову».

Буклет помогает и моей дочери: ей 10 лет, она кладет его в лицее на парту под тетради и в дневник и просит Вас помочь. Стала лучше учиться, просто не расстается с ним. При заболевании ОРЗ снимает температуру. За 2006 год ни разу не болела. Как только простынет, сразу берет буклет и с Вами о чем-то разговаривает шепотом. Температура у нее нормализуется за один день, как и не было ничего.

Наша кошка сама ложится на мои буклеты под кроватью. Стала такой послушной — кто видит ее, все от нее в восторге. Спрашивают, чем я ее кормлю, что она такая интересная, упитанная «дама».

Мне буклет помогает снять боль, лечу своих знакомых и родственников, дома буклеты во всех комнатах, совсем другая обстановка в семье, плохое стало уходить, а хорошее постепенно приходит в наш дом. Стали появляться новые друзья, которые действительно нужны, — умные, грамотные, добрые люди, а я все думаю, как они с высшим образованием и таким талантом стали со мной дружить. Ведь со мной неинтересно (образование — училище), а они — люди богатые, грамотные, умные — общаются со мной на равных. Может, так и должно быть?! Не надо делить людей и этот мир.

19.02.2007, г. Липецк

**Вх. УО23977; 1947 г. р.,
канд. геолого-минералогич. наук**

...в апреле 2002 года подарила книгу «Слово о Докторе» знакомой. Спустя 3 месяца после принятых восьми заочных сеансов у нее исчезла миома матки, мучавшая ее кровотечениями более двух лет. Она врач. Традиционное лечение не помогало.

12.2003, Украина, г. Симферополь.

Вх. АО35931; 1964 г. р., инженер

...Уже 36 лет. Окружающие на работе, да и дома, предлагают усыновить или удочерить ребеночка из детского дома. И у меня мысли такие тоже стали появляться. И я стала какой-то равнодушной к этому вопросу. «Да мне и так хорошо. Муж любит, особо не настаивает. Только иногда «глазами» посмотрит на меня, погладит по животу и скажет: «Может, когда-нибудь будет животик твой большим?» — «Может, и будет», — скажу я и переведу тему.

Наша маленькая семья, я и мой муж, всегда любили каждую осень (октябрь — ноябрь) месяц отдыхать в санаториях Черноморского побережья. И каждый раз в начале отдыха я любила заходить в книжный магазин и покупать научно-популярную медицинскую литературу. Куплю и весь период отдыха каждый день читаю на тихом морском берегу. И, как всегда, в начале ноября 2000 года зашла в магазин, пересмотрела все книги и бросила свой взгляд на книгу «Книга, которая лечит. Женские болезни». «Книга, которая лечит?! Что-то новенькое. Куплю-ка я ее». Потом я еще что-то присмотрела. Сейчас уже не помню. Все приобрела и приехала в свой номер в санатории.

Меня что-то все время тянуло начать читать Вашу книгу, Сергей Сергеевич. Но мне хотелось начать ее читать на пляже, удобно устроившись на лежаке или в кресле. И тут началось. Как только я взяла ее для чтения в руки, мои глаза словно «впились» в строчки, буквы. Я не могла оторваться: читала и перечитывала. Мне не особо-то хотелось с мужем разговаривать на «эти» темы — о женских проблемах и болезнях. Только просто поражало до глубины души: «Надо же, люди выздоравливают! Почему?! Не принимают таблеток, не делают операций, а уходят болезни, и даже вырастают органы, ранее удаленные. Просто фантастика!»

И я читала и перечитывала, чтобы хоть что-то понять. Но понимание почему-то не приходило. Но на душе стало просто легко, необъяснимо легко, хорошо. Книга стала мне родной, и возникло такое ощущение, что я с ней была когда-то знакома. Вот ОНО — мое, вот, наверное, надежда, что когда-то все изменится. Но это были просто молниеносные мысли... Пробежали 24 дня. Вернулись домой. Месячных нет. Я, как всегда, решила пропить месяц по 1 таблетке... Но через месяц месячных снова нет. «Наверное, думаю я, уже и лекарство не помогает. Потому что всегда, когда я пропивала его, месячные приходили (независимо от того, был половой акт или не было). А здесь месячных нет?!

Просто так решила проверить тест на беременность. А вдруг? И он дает положительный результат!!! Я к гинекологу: «Вы беременны»! Назначила УЗИ матки. 6-го февраля 2001 года я получила подтверждение — беременность 6 недель. Я не знала, что делать: плакать или радоваться. Для меня это был шок. Ведь гинеколог мне говорила: «Не будет детей. С вашим заболеванием — это сложно». Сказала мужу. Он был ровен и спокоен. Но я видела радость в его глазах: «Рожай».

Мне 37 лет. Конечно, меня записали в отряд «старородящих». Но беременность прошла хорошо. Всю беременность правильно питалась, занималась плаванием в бассейне, делала специальную гимнастику, много ходила, гуляла на свежем воздухе каждый вечер с мужем... И вот 30-го сентября 2001 года начались схватки (без боли), а я и не знала об этом. Всю беременность я читала и перечитывала книгу: «Книга, которая лечит. Женские болезни». Искала и хотела понять Ваш взгляд на зарождение человека, вникнуть в глубину Информационно-энергетического Учения и уяснить, что я могу сделать уже сейчас, по законам Учения, для нерожденного ребеночка.

...А в 5 часов 35 минут 1-го октября 2001 года родился мой сыночек. Я помню его крик, и как его сразу приложили ко мне. Это счастье! Это неописуемые чувства! Я сутки просто не смогла сомкнуть глаз. Все смотрела и смотрела на него. ...

03.2005, г. Воронеж

Вх. 41137 от 14.12.05 г., 1947 г. р., геолог-изыскатель

Почти год назад у нас в семье родилась двойня: два мальчика ... по 3100 г, 52 см. В начале 2006 года я написала Вам письмо с криком о помощи. Вы сразу ответили нам и помогли, мы очень Вам благодарны.

Напомню. Наша дочь... в 3-м классе перенесла операцию: удалили верхний сегмент левой почки и мочеточник, так как была патология — полное удвоение почки и пиелонефрит. Затем мы попали в аварию: наш поезд сошел с рельсов. Физически мы не пострадали, но доченька не могла с тех пор ездить ни в одном виде транспорта. В 8-м классе перенесла менингоэнцефалит. Долго лежала она в институте детских инфекций под присмотром профессора... (царство ему небесное). Когда выписали ее, мы пошли к Вам на сеансы.

Я написала Вам записку, и Вы назвали ее имя и сказали, что все будет хорошо. Она не пропустила ни одного года в школе, после окончания поступила в Ветеринарную академию. Закончила и работает в НИИ. Очень довольна, и ее любят. Вышла замуж за хорошего парня, забеременела. Как только встала на учет, начались неприятности. Узнав о ее прежних болезнях, врач буквально измывался над ней. Сначала принуждал к аборту. Но доченька твердо стояла на своем — буду рожать. Выяснилось, что у нее будет двойня. И ее стали настраивать на кесарево сечение. Сначала она смирилась с этим, но после... Плоды развиваются хорошо, лежат правильно. После лечения зуба у нее обнаружили гепатит «В».

Срок приближался, и в 36 недель ей сказали, что будут делать кесарево. И тут я решилась написать Вам.

Ответ мы читали и перечитывали вслух по многу раз... Доченька доходила до 40 недель и родила прекрасных мальчиков! САМА! Я им сразу в роддом отвезла буклеты и подписала их. Сейчас детям 11 месяцев. Начали ходить, катаются с горок на улице. У дочери вируса гепатита больше не нашли. Она сама справляется с детишками — гуляет, читает книжки, кормит. Мы очень Вам благодарны, дай Вам Бог здоровья. Жаль, ей не доехать к Вам на сеансы...

У меня была тяжелая травма глаза с отслойкой сетчатки. Перенесла две операции, но видела только поднесенную близко руку. После второго сеанса на приеме у офтальмолога я видела уже шесть строчек! Сейчас я продолжаю закапывать в глаза водичку. Моему мужу Вы очень помогли с предстательной железой. Он с буклетом не расстается.

18.02.2007, г. Санкт-Петербург

Вх. А-019918; 1.05.1938 г. р., профессор.

Уважаемый Сергей Сергеевич! Заочно занимаюсь 8 месяцев. Начала заочное лечение в декабре 2001 года: информационно-насыщенная на буклете вода, буклет в комнате, под постелью, на истории болезни. Заочные сеансы каждый вечер, энергетическая зарядка 2 раза в день, по воскресеньям — заочный сеанс в 12.00–12.30 по местному времени. С марта месяца сеансы покаяния (нерегулярно). В результате к моменту приезда в Санкт-Петербург (с 23 июля 2002 года прошла полный курс очного лечения в двух лечебных залах в Центре Сергея Сергеевича) у меня на 60% исчезли проявления аллергического ринита, полностью ушел хронический бронхит и холецистит. Но самое главное: ушла главная проблема, которая не давала жить — сидеробластическая анемия (низкий гемоглобин, тахикардия, отеки, слабость, ежемесячные, в течение года, вливания в условиях стационара эритроцитарной массы, от которой не становилось лучше — она просто продлевала жизнь еще на отрезок, измеряемый несколькими неделями). Сейчас этого нет, гемоглобин нормальный (124) и количество эритроцитов нормальное. Настроение отличное. Будто родилась второй раз. Появилась надежда на будущую жизнь, покупаю семена цветов, чтобы посадить на даче на будущий год.

Я понимаю, что занимаюсь еще слишком мало, чтобы говорить о полном выздоровлении, но те сдвиги, которые произошли в составе крови и которых не могли добиться с помощью самых дорогих и современных лекарств в течение прошлого года, вселяют надежду на то, что у меня будет время продолжить лечение, продолжить самопознание и принять новую идеологию, в центре которой — Человек, а не общество, массы, класс. Посетив Ваши сеансы, Сергей Сергеевич, я поверила, что и заочное лечение может быть эффективным, даже если я еще не все понимаю умом, зато принимаю сердцем. Перечитываю Ваши книги по многу раз, стараюсь не просто выполнять все советы и рекомендации, а понять и принять их всем сердцем. Благословите меня, пожалуйста, и спасибо большое. Не знаю, удастся ли приехать еще, но эту встречу сохраню в душе на всю оставшуюся жизнь. У меня не просто ушла главная проблема, в смысле «ушла болезнь» — ушли отчаяние и безысходность...

19.08.2002, Казахстан, Алма-Ата

Вх. 6655 от 6.05.2002 г.

Здравствуйте, дорогой Сергей Сергеевич! Я еще не поняла всей системы работы с Вашими книгами, нет у меня и буклетов, не провожу сеансов лечения. Просто несколько дней назад я «случайно» приобрела Вашу книгу, в магазине было три (5, 7, 8), я выбрала восьмую — «Исцеление Души». К этому времени мне казалось, что я имею представление о жизни, Создателе, победила некоторые болезни. Нового я ничего не ждала. Но то, что произошло со мной!!! С первых строк слезы полились ручьем. Я читала, умывалась слезами, снова читала; выла, ревела, скулила моя душа, душа, которая мной всю жизнь была засажена в темницу, и вдруг «оковы тяжкие падут, темницы рухнут и...» — вдох. Первый вдох новорожденного. Несколько дней я находилась в каком-то состоянии оцепенения — не хотелось ни говорить, ни общаться, и я чувствовала — в доме моем поселился солнечный зайчик. Мне тепло и надежно, я не боюсь. От этого теплого света тают льдинки моей замороженной души. Какое счастье понять — меня в этом мире любят! Какое сердце не откликнется на это! И есть надежда! Мы сможем измениться, сможем понять, простить, научимся любить. Мы будем жить!

Моей маме за 70. Она рыдала горше, чем я. Она плохо видит и слышит, она твердо верит, что будет здорова. У меня за последний месяц на веке глаза быстро росла бородавка, даже мешала; в первый день она начала засыхать, а вчера вечером (это прошло 4 дня после приобретения книги) отпала совсем. В тот день, когда я принесла в дом ту первую, единственную книгу, внук (6 лет) вечером, ложась спать, говорит: «Как хорошо мне!» И сейчас говорит это каждый вечер.

Мне 50 лет, и с этого дня я надеюсь, что исполнится мое главное желание — любить и быть любимой!

24.04.2002, Курганская область

Вх. А-019977; 3.01.1961 г. р.

Дорогой Сергей Сергеевич!.. Хочу затронуть вопрос об изменении образа жизни. Длительное время я употреблял спиртные напитки в разных дозах. Спиртное присутствовало в моем организме ежедневно. Когда стал лечиться с помощью Энергии Сотворения, стал реже пить спиртное, а в последнее время практически отказался от него. Мне стыдно перед Вами, перед Вселенной, перед своим организмом за свою слабость. Но, наверное, Вселенная испытывает меня на Силу Воли. Очень тяжелые последствия после принятия спиртного — разбитое состояние, рвоты, отсутствие аппетита. Такое я испытывал 20 лет назад, когда только начинал выпивать. Теперь к спиртному равнодушие. Есть оно или нет, мне все равно. Господи! Как хорошо жить без зависимости от алкоголизма. И еще простите, Доктор! Были моменты, в перерывах между сериями лечения, когда я не мог справиться со своей слабостью, выпивал немного. После чего начиналось обострение болезни — разрушение иммунной системы и защитных сил организма. «Что же я делаю? Зачем лечусь? Нет, так не вылечишься. В общем, спиртному — нет, если хочешь быть нормальным человеком».

Сегодня я счастлив, что живу. С уважением.

**10.04.2002,
Ленинградская область**

Вх. 1010317; 05.1946 г. р.

Уважаемый Сергей Сергеевич! Во время эндоскопического обследования мочевого пузыря у меня было обнаружено образование округлой формы 1–1,5 см. Сразу же после обнаружения я начал усиленно проводить заочное лечение, пытаясь усилить энергетическое воздействие на мочевой пузырь: дольше удерживал Энергию в зоне «чаши Плоти», направлял дополнительную Энергию по аналогии с воздействием на желудочно-кишечный тракт и печень во время энергетических упражнений, ночью укладывал буклеты на зоны «чаши Плоти и Внутренней Защиты». Проведенная перед госпитализацией компьютерная томография патологии уже не показала. В дальнейшем, уже в больнице, это образование не было обнаружено ни цистоскопией, ни эндоскопическим исследованием. Гистология образцов, взятых из мочевого пузыря и предстательной железы, онкологии не показала.

21.08.2002, г. Санкт-Петербург

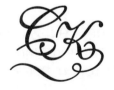

Дорогой мой человек!

Обращаю внимание на то, что подлинные Лечебные и хранительные буклеты с моей личной подписью-оттиском, а также DVD и CD-диски с записью концертов, релаксирующей музыки в авторском исполнении и бесед, также с моей личной подписью-оттиском, можно приобрести в С.-Петербурге и в Москве во время моих творческих встреч.

Кроме того, информацию о вышеуказанных материалах, а также о порядке их приобретения-заказа, можно узнать на моем сайте:

www.spiral-ssk.ru

А также по следующим телефонам:

Санкт-Петербург	7 (812) 778-76-49,
	7 (812) 715-65-16;
Москва	7 (926) 236-99-95,
	7 (425) 518-38-22,
	7 (985) 227-33-97;
Украина, Одесса	380 (048) 743-35-86;
Израиль, Pardes-Hana	00972 773-37-88-32;

Кроме того, по вышеуказанным телефонам вы можете заказать подлинные DVD- и CD-диски с записью концертов, музыки и бесед.

ВНИМАНИЕ!

Дорогой мой человек! Сегодня нас несколько миллионов во всех уголках нашей Планеты-матушки. И мы нуждаемся в общении. Мы хотим делиться своими успехами и своими неудачами с нашими единомышленниками.

Мы желаем быть услышанными уже сейчас. И я даю эту возможность каждому, «открывая» свою, нашу Планету.

Сделай шаг, мой дорогой, и подойди к ее Вратам... Я открываю свой сайт для общения моих пациентов! И приглашаю тебя стать его участником!

Электронный адрес: www.spiral-ssk.ru

11 октября 2012 г.
Санкт-Петербург   Доктор С. Коновалов

Предупреждение

Целительный Дар Доктора не может быть передан никому. Поэтому Доктор не имеет ни учеников, ни школ. Если на вашем пути встретится человек, представляющийся учеником Коновалова С. С., помните, что это очередной обман.

Всегда проверяйте информацию и звоните нам. Мы будем рады ответить на ваши вопросы.

Популярное издание

Сергей Сергеевич Коновалов
ЗАОЧНОЕ ЛЕЧЕНИЕ.
Для тех, кто на Пути к Познанию и Здоровью

Информация, изложенная в данной книге, является исключительно справочной и дополнительной и не может использоваться без согласия или взамен рекомендаций Вашего лечащего врача либо иного медицинского персонала, ответственных за принятие решений по вопросу лечения Вашего заболевания.

По этой причине доктор Коновалов С. С. и издательство АСТ не предоставляют какой-либо гарантии того, что рекомендации и материалы, содержащиеся в данной книге, будут приемлемы в Вашем конкретном случае.

Подписано в печать 12.04.2013.
Формат 60×90$^1/_{16}$. Печать офсетная.
Усл. печ. л. 16. Тираж 15 000 экз. Заказ № 2847

Общероссийский классификатор продукции ОК-005-93,
том 2–953000, книги, брошюры.

ООО «Издательство АСТ».
127006, г. Москва, ул. Садовая-Триумфальная, д. 16, стр. 3

Отпечатано в ОАО «Первая Образцовая типография»,
филиал «УЛЬЯНОВСКИЙ ДОМ ПЕЧАТИ». 432980, г. Ульяновск, ул. Гончарова, 14

Дорогой мой человек!

Утро... Ты проснулся и открыл глаза. Обрати свой взор к небу:

Господи! Дай мне с душевным спокойствием встретить всё, что принесёт мне наступающий день. Дай мне всецело предаться воле Твоей святой. На всякий час сего дня, во всём наставь и поддержи меня. Какие бы я ни получал известия в течение дня, научи меня принять их со спокойной душою и твёрдым убеждением, что на все святая воля Твоя. Во всех словах и делах моих руководи моими мыслями и чувствами. Во всех непредвиденных случаях не дай мне забыть, что всё ниспослано Тобой.
Научи меня прямо и разумно действовать с каждым членом семьи моей, никого не смущая и не огорчая.
Господи, дай мне силу перенести утомление наступающего дня и все события в течение дня. Руководи моею волею и научи меня молиться, верить, надеяться, терпеть, прощать и любить. Аминь.

Доктор С. Коновалов

ЦЕЛИТЕЛЬНЫЙ ЭНЕРГЕТИЧЕСКИЙ БУКЛЕТ

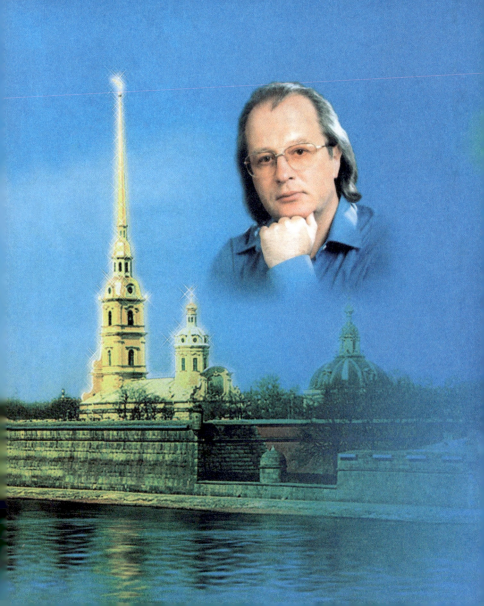